"Materialien" des
Forschungsinstituts für die
zahnärztliche Versorgung
Band 4

Eckhard Knappe/Wilhelm Fritz

Direktbeteiligung im Gesundheitswesen

Steuerungswirkungen des Selbstbehalts bei ambulanten
medizinischen Leistungen und beim Zahnersatz

Herausgeber:
Forschungsinstitut
für die
zahnärztliche Versorgung (FZV)

Stiftung der
Kassenzahnärztlichen
Bundesvereinigung

5000 Köln 41, Universitätsstraße 73

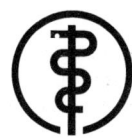 Deutscher Ärzte-Verlag Köln · 1984

Verfasser:

Dr. Eckhard Knappe
Professor für Volkswirtschaftslehre, Forschungsschwerpunkt „Sozialpolitik und Sozialverwaltung", Universität Trier

Dr. Wilhelm Fritz
Wissenschaftlicher Assistent, Forschungsschwerpunkt „Sozialpolitik und Sozialverwaltung", Universität Trier

Redaktion:
Dr. Reinold Herber
Wissenschaftlicher Leiter
Forschungsinstitut für die zahnärztliche Versorgung, Köln

ISBN 3-7691-7803-3

Jeglicher Nachdruck, jegliche Wiedergabe, Vervielfältigung und Verbreitung (gleich welcher Art), auch von Teilen des Werkes oder von Abbildungen, jegliche Abschrift, Übersetzung, auch auf fotomechanischem oder ähnlichem Wege oder im Magnettonverfahren, in Vortrag, Funk, Fernsehsendung, Telefonübertragung sowie Speicherung in Datenverarbeitungsanlagen bedarf der ausdrücklichen Genehmigung des Verlages.

Copyright © by Deutscher Ärzte-Verlag GmbH, Köln-Lövenich, 1984

Gesamtherstellung: Deutscher Ärzte-Verlag GmbH, Köln-Lövenich

Inhaltsverzeichnis

Vorwort 7

„Fehlsteuerung" im Gesundheitssektor 9
Überblick über Hypothesen und Meßergebnisse 10

Teil A
Die Wirkungen der absoluten Direktbeteiligung bei ambulanten medizinischen Leistungen

1	**Einleitung (A)**	17
2	**Theoretische Wirkungsanalyse**	19
2.1	Das Nachfrageverhalten des einzelnen Patienten	19
2.2	Die Gesamtnachfrage nach ambulanten Behandlungen	21
2.3	Die Bedeutung von Beitragsrückerstattungen bei Nicht-Inanspruchnahme von Versicherungsleistungen	25
2.4	Einspareffekte durch die absolute Direktbeteiligung ...	26
2.5	Die Risikoentmischung zwischen den Versicherungstarifen	28
2.6	Die Entscheidung für einen Selbstbehaltstarif angesichts von Arbeitgeberbeiträgen	30
2.7	Langfristige Verhaltensanpassungen an die absolute Direktbeteiligung	30
3	**Die gemessenen Wirkungen der absoluten Direktbeteiligung**	32
3.1	Grundlagen für das Messen der Wirkungen absoluter Direktbeteiligungen	32
3.1.1	Die Verfügbarkeit von Daten	32
3.1.2	Die Datenbasis	34
3.2	Die Analyse der Versicherungsdaten	36
3.2.1	Die Gestalt der Ausgabenprofile bei den ausgewählten absoluten Selbstbehaltstarifen	36
3.2.2	Vergleich der Ausgabenentwicklung in den Selbstbehaltstarifen	38
3.2.3	Der Einfluß der Altersstruktur auf die Ausgabenprofile	48
3.3	Die Erfassung der Ausgaben von nicht bei der Versicherung abrechnenden Patienten	55
3.3.1	Die Erfassungsmethoden	55
3.3.2	Änderungen der Nachfrage bei den nicht abrechnenden Versicherten	57
3.3.3	Die Ausgaben der leistungsfreien Versicherten	61

4	Anmerkungen zu den Messungen im Bereich der absoluten Direktbeteiligung	65
Anlage A 1		66
	Verteilung der Ausgaben für ambulante Behandlungen	
Anlage A 2		75
	Fragebögen	

Teil B
Die Wirkungen der prozentualen Direktbeteiligung beim Zahnersatz

5	Einleitung (B)	79
6	Ziele und Methoden zur Beurteilung der prozentualen Direktbeteiligung beim Zahnersatz	80
6.1	Ziel der Untersuchung	80
6.2	Der Markt für Zahnersatz	81
6.3	Die Analysemethoden	82
6.3.1	Der Zusammenhang zwischen den Daten, den statistischen Methoden und den Wirkungshypothesen	82
6.3.2	Die Elastizitätsmessung	83
6.3.3	Die Zeitreihenanalyse	84
6.3.4	Der Vergleich von Zeitreihen	84
7	Die Analyse der Zahnersatzdaten	86
7.1	Abgrenzung des Untersuchungszeitraums	86
7.2	Die Datenbasis	86
7.3	Die Meßergebnisse beim Zahnersatz	87
7.3.1	Das Abrechnungsverhalten der Zahnärzte	87
7.3.2	Die Reaktionen der Versicherten auf die Erhöhung der Direktbeteiligung beim Zahnersatz	89
7.3.2.1	Erwartete Reaktionen der Versicherten	89
7.3.2.2	Die gemessenen Reaktionen auf die Erhöhung der Direktbeteiligung	90
7.3.3	Die Entwicklung der Ausgaben und Fallzahlen	93
7.3.4	Die Entwicklung der Nachfrage bei Versicherungen mit unterschiedlichen Zuschußregelungen	99
8	Anmerkungen zur Beurteilung der Meßergebnisse beim Zahnersatz	106
Anlage B 1		
	Entwicklung der Fallzahlen und Ausgaben für Zahnersatz in Schleswig-Holstein	107
Anlage B 2		
	Entwicklung der Fallzahlen und Ausgaben für Zahnersatz in Bayern	127
Literaturverzeichnis		132

Vorwort

Die Eigenverantwortung des Patienten wird allgemein als wichtiges Verhaltensprinzip angesehen, an das Steuerungselemente in der Gesetzlichen Krankenversicherung anknüpfen sollten. Durch das Auseinanderfallen von individueller und kollektiver Rationalität funktioniert jedoch die Allokation der Ressourcen im Gesundheitswesen nur unvollkommen. Als marktkonforme Gegenstrategie wird deshalb eine Direktbeteiligung an den Krankheitskosten schon seit Jahrzehnten diskutiert.

Leider waren die Debatten um die Direktbeteiligung im politischen und verbandspolitischen Raum meist von den jeweiligen Ideologien beherrscht. Für den einen galten sie als Allheilmittel, für den anderen waren sie das Mittel, das Solidarprinzip in der GKV zu zerstören. Demgegenüber blieben wissenschaftliche, methodisch angelegte Ansätze, die sich auch empirisch an der Wirklichkeit überprüfen lassen wollten, Mangelware.

Prinzipiell ist festzuhalten, daß es *die* Wirkung der Direktbeteiligung nicht gibt. So gibt es völlig verschiedene Wirkungsweisen je nach Versorgungsbereich und Ausgestaltung. Die vorliegende Analyse konzentriert sich auf zwei verschiedene Sektoren: Im ersten Teil werden anhand der Daten eines privaten Versicherungsunternehmens Tarife mit unterschiedlich hoher absoluter Direktbeteiligung und ein Tarif mit prozentualer Selbstbeteiligung miteinander verglichen, um die Wirkung der absoluten Direktbeteiligung bei ambulanten medizinischen Leistungen zu ermitteln. Im zweiten Teil werden die Wirkungen des prozentualen Selbstbehalts bei prothetischen Leistungen gemessen. Durch das unterschiedliche Zuschußverhalten einzelner gesetzlicher Krankenkassen ist es möglich, das unterschiedliche Nachfrageverhalten der Patienten zu ermitteln und zu vergleichen.

Für die vorliegende Arbeit war es besonders wichtig, Erfahrungsmaterial darüber zu gewinnen, ob die verschiedenen Regelungen lediglich einen Finanzierungsaspekt oder einen Steuerungsaspekt besitzen. Nur bei letzterem ist ja gewährleistet, daß sich nicht nur eine Verschiebung von Lasten ergibt, sondern daß das System insgesamt von einer steuernden Maßnahme profitiert. Die Ergebnisse zeigen, daß Steuerungswirkungen nur immer dann greifen, wenn spürbare selektive Anreize gesetzt werden. Entscheidend ist dabei jedoch, inwieweit die einzelnen Versorgungssegmente für solche teilweise auch schmerzhaften Maßnahmen geeignet sind. Der vorliegende Forschungsbericht will Hilfestellung dazu leisten, die oft normativ übersetzte Behandlung des Problemkreises Direktbeteiligung durch eine sachlich orientierte Betrachtungsweise abzulösen. Damit soll auch ein Beitrag zur Optimierung des kassen(zahn)ärztlichen Versorgungssystems geleistet werden.

Das Forschungsprojekt wurde am Studien- und Forschungsschwerpunkt „Sozialpolitik und Sozialverwaltung" der Universität Trier in Zusammenarbeit mit dem Forschungsinstitut für die zahnärztliche Versorgung (FZV) durchgeführt. Wir danken Herrn Diplom-Volkswirt S. Mark für seine Unterstützung und Diskussion. Die

Daten zur „absoluten Direktbeteiligung" wurden von der Privaten Krankenversicherung „Berliner Verein" und dem Zentralinstitut für die kassenärztliche Versorgung in der Bundesrepublik Deutschland bereitgestellt. Besonderer Dank gilt Frau T. Munsch vom Verband der Privaten Krankenversicherer, Frau Direktor Dr. G. Jäger und Herrn J. Bosche vom „Berliner Verein" für ihre Unterstützung bei der Datenbeschaffung. Bei der KZV Schleswig-Holstein und der KZV Bayerns bedanken wir uns für die Überlassung der Daten zur „prozentualen Direktbeteiligung".

September 1983 R. Herber

„Fehlsteuerung" im Gesundheitssektor

Anfang der 70er Jahre wuchsen die Ausgaben für die medizinische Versorgung in der Bundesrepublik Deutschland mit Raten von 20% pro Jahr – dies löste die Diskussion um die sogenannte Kostenexplosion im Gesundheitswesen aus.

Das rasche Anwachsen der Gesundheitsausgaben wird zum Teil durch die Einkommens- und Wohlstandsverbesserungen der Bevölkerung verursacht. Die Nachfrage steigt insgesamt und verschiebt sich zugunsten von Dienstleistungen der medizinischen Versorgung. Umweltbelastungen, Bewegungsarmut, Lebensgewohnheiten (Rauchen etc.) weiten die Nachfrage nach medizinischen Leistungen ebenso aus wie Veränderungen der Altersstruktur und die Anwendung neuer medizinischer Erkenntnisse. Dies alles bewirkt ein umfangreicheres Angebot und steigende Ausgaben im Gesundheitssektor.

Teilweise kann die Ausgabenentwicklung jedoch auch auf eine falsche Steuerung im Gesundheitssektor zurückgeführt werden. Der Gesundheitssektor könnte – wie andere Produktions- und Dienstleistungssektoren auch – der Marktsteuerung unterliegen. Auf Märkten entscheidet der Konsument, der letztlich die Produktion bezahlt, mit seiner Einkommensverwendung, was in welchen Mengen und in welcher Qualität rentabel produziert werden kann. Der Wettbewerb zwischen den Anbietern drückt die Gewinnspannen und erzeugt so einen ständigen Druck, Kosten zu senken, zu rationalisieren, Produkte zu verbessern und neu zu entwickeln.

Im Gesundheitssektor existiert eine Marktsteuerung nur in Randbereichen:

– Der größte Teil der Bevölkerung ist zwangsweise im System der Gesetzlichen Krankenversicherung versichert und zahlt einen vom Risiko unabhängigen Beitrag als Prozentsatz seines Einkommens, der scheinbar zu 50% vom Arbeitgeber getragen wird (Arbeitgeberbeitrag). Es bestehen keine oder nur geringe Wahlmöglichkeiten bezüglich des Versicherungstarifs. So entsteht wenig Versicherungswettbewerb und damit kaum Zwang, die Beiträge zu senken, den Versicherungsschutz und das Preis-Leistungsverhältnis zu verbessern.

– Der größte Teil der Leistungen im – sehr umfassend definierten – Krankheitsfall wird dem Patienten „kostenlos" bereitgestellt (Nulltarifregelung). Weder erfahren die Patienten, wie hoch die Ausgaben sind (Sachleistungsprinzip statt Kostenerstattung), noch tragen sie die Ausgaben in Abhängigkeit von ihrer Inanspruchnahme. Es ist daher nicht verwunderlich, daß die beste, umfangreichste und aufwendigste Behandlung ohne Rücksicht auf den Preis verlangt wird.

– Die Struktur der Preise wird in Gebührenordnungen langfristig festgelegt. Das Niveau der Preise bestimmen teilweise die Leistungserbringer selbst, z. T. werden Preise ausgehandelt oder als pauschale Preise in Höhe der Durchschnittskosten festgelegt (Krankenhauspflegesätze). Insbesondere in Pflegesatz-Verhandlungen haben die Krankenkassen nur wenige Möglichkeiten, sich durchzusetzen.

Es ist unbestritten, daß aufgrund dieser „Fehlsteuerung" die Ausgaben im Gesundheitssektor „zu hoch" sind. Über das „wieviel" und den richtigen Reformweg wird jedoch heftig diskutiert. Erste Ansätze zur Kostendämpfung im System der Gesetzlichen Krankenversicherung sehen u. a. vor die Ausgliederung von Leistungsarten (Bagatellarzneien etc.) und eine direkte Eigenbeteiligung der Patienten über:

- Rezeptgebühren
- prozentuale Direktbeteiligung beim Zahnersatz
- Direktbeteiligung an Kuren und Krankenhausaufenthalt

Die Privaten Krankenversicherungen konkurrieren seit langem mit unterschiedlichen Direktbeteiligungsmodellen (Prämienrückerstattung, Wahltarife). Nach der ökonomischen Theorie ist grundsätzlich klar, daß die Nachfrage nach Gütern und Dienstleistungen wesentlich durch die Höhe des **beim Kauf** zu entrichtenden Preises bestimmt wird. Eine Direktbeteiligung der Patienten an den Ausgaben für medizinische Leistungen wird dementsprechend die Nachfrage dämpfen, den Preis- und Kostendruck verstärken.

In der politischen Diskussion wird gerade um das Für und Wider solcher Direktbeteiligungspläne gestritten. Die Aussagen der gesundheitsökonomischen Theorie, vor allem aber die Ergebnisse empirischer Untersuchungen zur Wirkung von Direktbeteiligungen, sind z. T. widersprüchlich. In der vorliegenden Arbeit soll daher ein weiterer Beitrag zur Klärung dieser Frage geleistet werden.

In Teil A werden die Wirkungen der absoluten Direktbeteiligung theoretisch abgeleitet und anhand der Daten einer Privaten Krankenversicherung gemessen. Analog dazu wird in Teil B versucht, die prozentuale Direktbeteiligung beim Zahnersatz zu beurteilen. Um die Wirkung dieser Form der direkten Eigenbeteiligung von Patienten zu messen, werden Daten der Kassenzahnärztlichen Vereinigungen verwendet.

Auf den folgenden Seiten sind die wichtigsten Hypothesen und Meßergebnisse tabellarisch zusammengefaßt. Damit soll ein schneller Überblick über die Beobachtungen ermöglicht werden. Die Zusammenfassung wurde so knapp wie möglich gehalten. Dadurch waren teilweise sehr starke Vereinfachungen notwendig. Dies ist bei der Lektüre der Übersicht zu berücksichtigen.

Überblick über die Hypothesen und Meßergebnisse

Die Wirkungen der **absoluten** Direktbeteiligung bei ambulanten medizinischen Leistungen (einschließlich Medikamenten) – in der Privaten Krankenversicherung –	
Vergleich von Tarifen mit Direktbeteiligung von:	150,– DM 250,–/300,–/350,– DM 500,–/600,– DM 20%
Zeitraum:	1976–1981
Hypothesen:	Meßergebnisse:
Ein Teil der Ausgaben wird vom Patienten selbst bezahlt; die Ausgaben der Versicherung müssen um diesen Anteil sinken (statische Reduktionswirkung).	Unstrittig
Über diesen statischen Effekt hinaus geht die Inanspruchnahme medizinischer Leistungen zurück:	
– unterhalb der Selbstbehaltsgrenze zahlen die Patienten alle Leistungen selbst, sie nehmen daher weniger (keine) und preiswertere Leistungen in Anspruch;	Die Zahl der Versicherten, die keine Behandlung in Anspruch nehmen, steigt. Der Anteil dieser Versicherten ist bei höherem Selbstbehalt deutlich größer als in anderen Versicherungstarifen. Ob preiswertere Leistungen bevorzugt werden, konnte nicht geprüft werden.
– oberhalb der Selbstbehaltsgrenze entfällt der Sparanreiz, weil die Leistungen zu 100% erstattet werden;	Dies kann nicht bestätigt werden. In hohen Selbstbehaltstarifen gehen die Erstattungen auch dadurch zurück, daß die Zahl der Patienten mit hohen Rechnungen abnimmt.
– das durchschnittliche Ausgabenniveau der nicht abrechnenden Versicherten sinkt.	Dieser Aspekt konnte nicht unmittelbar geprüft werden, da im Zeitablauf zusehends weniger Versicherte den jeweiligen absoluten Selbstbehalt mit ihren Ausgaben überstiegen. Insofern konnte nur der Nettoeffekt beobachtet werden: obwohl hohe Abrechnungsbeträge seltener zu beobachten waren, blieben die Ausgaben im unteren Bereich der Ausgabenprofile ziemlich konstant.
Ein absoluter Selbstbehalt führt insgesamt zu einer sparsamen Inanspruchnahme ambulanter medizinischer Leistungen.	Bei hohem Selbstbehalt sind auch bei der Versicherung relativ deutliche Einsparungen zu beobachten. Zwischen niedrigem absolutem Selbstbehalt und 20%-Tarif treten nur geringe Unterschiede auf.
Die Versicherten nutzen finanzielle Vorteile, die sich durch Prämienrückerstattungen ergeben.	Nur bei niedrigem Selbstbehalt und deshalb hohen Prämienrückerstattungen relativ deutlich zu beobachten; insgesamt überraschend wenig wirksam.

Bei Wahltarifen treten Risikoentmischungseffekte auf.	Obwohl bei privaten Krankenversicherungen die Risiken des einzelnen Versicherten in z. T. individuell berechneten Prämien aufgefangen werden, sind Risikoentmischungseffekte zu beobachten. Es wurde versucht, diese Effekte zu isolieren, um die Wirkung der Selbstbehalte sichtbar machen zu können.
Die Arbeitgeberzuschüsse zu den Versicherungsbeiträgen bewirken eine nicht risikogerechte Wahl eines Versicherungstarifs.	Dies wird durch die Ausgabenentwicklung in dem Tarif mit dem niedrigsten absoluten Selbstbehalt (150,– DM) bestätigt. Der Anteil der Angestellten bei den Neuabschlüssen ist in diesem Tarif überdurchschnittlich hoch.
Zusammenfassung:	Deutliche Einsparungen, bezogen auf die Gesamtausgaben, können nur bei relativ hohen absoluten Selbstbehalten erwartet werden. Auch bezüglich der Prämienrückerstattung reagieren die Versicherten erst, wenn ihnen deutliche finanzielle Nachteile entstehen.

Die Wirkungen der **prozentualen** Direktbeteiligung beim Zahnersatz – in der Gesetzlichen Krankenversicherung –	
Vergleich der Fallzahlen und Ausgaben (Zuschüsse und Direktbeteiligung) für Zahnersatz bei Versicherungen, die ab Januar 1979 ihre Zuschüsse von 80% auf 70% reduzierten: – vor und nach der Maßnahme – mit den Ausgaben bei Versicherungen ohne Änderung der Zuschußregelung	
Zeitraum:	1979–1981
Hypothesen:	Meßergebnisse:
Die Zahl der Behandlungen je Kasse nimmt nach der Erhöhung des Eigenanteils der Versicherten ab.	Bei den Versicherungen mit geänderter Zuschußregelung wurde nach der Maßnahme ein deutlicher Rückgang der Zahl der Behandlungen beobachtet. Da auch bei den Versicherungen ohne Maßnahme die Zahl der Behandlungen zurückging, kann dies nicht ausschließlich auf die Erhöhung der Direktbeteiligung zurückgeführt werden. Eine isolierte Betrachtung der Versicherungen mit geänderter Zuschußregelung führt also zu Fehlinterpretationen, da auch ohne Maßnahme eine „Normalisierung" der Nachfrageentwicklung eingetreten wäre.
Durch die Direktbeteiligung ergeben sich Änderungen in der Struktur der Behandlungen.	Wurde nicht geprüft.
Die Wachstumsraten der Ausgaben für Zahnersatz ändern sich langfristig nicht oder nur geringfügig.	Wurde nicht geprüft.
Nach der Maßnahme sinken die Ausgaben zumindest kurzfristig.	Bei den einzelnen Versicherungen wurden sehr unterschiedliche Ausgabenentwicklungen beobachtet, obwohl bei den Fallzahlen nur geringe Unterschiede zu beobachten waren. Die erhöhte Direktbeteiligung wirkt sich nur schwach bei den Ausgaben aus.
Patienten weichen auf günstigere Formen des Zahnersatzes aus (z. B. Wiederherstellung statt Neuanfertigung).	Wurde nicht geprüft.
Zusammenfassung:	Insgesamt wurde eine Wirksamkeit der Maßnahme beobachtet, bei der Fallentwicklung in stärkerem, bei der Ausgabenentwicklung in geringerem Maße.

Teil A

Die Wirkungen der absoluten Direktbeteiligung bei ambulanten medizinischen Leistungen

1 Einleitung (A)

Bei den gesetzlichen Krankenversicherungen ist gegenwärtig die Finanzierung der Gesundheitsleistungen nicht an die Inanspruchnahme durch den Patienten gebunden, sondern wird fast ausschließlich pauschal über die Versicherungsbeiträge gewährleistet. Eine derartige Finanzierungsform führt zu einer Fehlsteuerung auf dem Markt für Gesundheitsgüter, da insbesondere für die Versicherten kein Anreiz besteht, ihre Gesundheitsnachfrage nach ökonomischen Kriterien auszurichten.[1] Wird diese Finanzierungsform teilweise durch eine direkte Eigenbeteiligung der Versicherten an den Ausgaben der von ihnen in Anspruch genommenen medizinischen Leistungen ersetzt, verspricht man sich davon eine größere Effizienz auf dem Markt für Gesundheitsgüter, sofern die Versicherten in der Lage sind, ihre Nachfrage in gewissem Umfang selbst zu beeinflussen.

Zwei Formen der Eigenbeteiligung sind dabei besonders hervorzuheben: der absolute und der prozentuale Selbstbehalt. Beim prozentualen Selbstbehalt übernimmt der Patient einen prozentualen Anteil an den Ausgaben für Gesundheitsleistungen, wobei in der Regel ein Höchstbetrag für die Eigenbeteiligung festgelegt ist. Beim absoluten Selbstbehalt wird nur ein Höchstbetrag festgesetzt, bis zu dem der Patient die gesamten Ausgaben übernimmt. In diesem Teil der Arbeit werden ausschließlich die Wirkungen der absoluten Direktbeteiligung theoretisch abgeleitet und empirisch gemessen.

Die Gesamtausgaben für ambulante medizinische Leistungen die durch einen einzelnen Versicherten in einer Rechnungsperiode (= 1 Jahr: 1. 1.–31. 12.) entstehen, sind je nach vereinbartem absolutem Selbstbehalt folgendermaßen zwischen Patient und Versicherung aufzuteilen:

– Ist die Summe der in einer Periode angefallenen Rechnungsbeträge niedriger oder gleich dem vereinbarten Selbstbehalt, trägt der Patient selbst in voller Höhe die entstandenen Ausgaben.

– Übersteigt die Summe der Rechnungsbeträge den vereinbarten Selbstbehalt, übernimmt der Patient nur die Ausgaben in Höhe des Selbstbehalts, und die Krankenversicherung erstattet die den Selbstbehalt übersteigenden Ausgaben für ambulante Behandlungen.

In der Bundesrepublik Deutschland haben allein die Privaten Krankenversicherungen Erfahrungen mit der absoluten Direktbeteiligung bei ambulanten Behandlungen gesammelt. Seit etwa 1970 werden Policen mit absoluten Selbstbehalten in unterschiedlicher Höhe (Wahltarife) angeboten.

Mit der absoluten Direktbeteiligung sollen verschiedene Ziele erreicht werden:

– Viele Rechnungen, die bei den Versicherungen für ambulante Behandlungen eingereicht werden, weisen relativ niedrige Beträge aus. Der Verwaltungsaufwand je eingereichter Rechnung ist nahezu unabhängig von der Rechnungshöhe. Reicht der Patient nur dann Rechnungen ein, wenn diese seinen Selbstbehalt

---

[1] Vgl. *F. E. Münnich:* „Zur Selbstbeteiligung in der Krankenversicherung", in: Pharmazeutische Zeitung, 125. Jahrg., Nr. 24, Juni 1980, S. 1143–1152; *E. Knappe/U. Roppel:* „Zur Stärkung marktwirtschaftlicher Steuerungselemente im Gesundheitssystem", in: Beiträge zur Wirtschafts- und Sozialpolitik, Köln 1982.

übersteigen, sollten durch eine absolute Direktbeteiligung die Verwaltungskosten insgesamt gesenkt werden können.

– Besteht bei der Inanspruchnahme medizinischer Leistungen keine **direkte** Kostenübernahme des Patienten (eine **indirekte** Kostenbeteiligung besteht natürlich in den monatlichen Versicherungsbeiträgen, deren Höhe der einzelne Versicherte nicht beeinflussen kann), kann der Preis nicht seine Funktion als Regulativ bei der Entscheidung über die Inanspruchnahme erfüllen. Immerhin erfährt der Patient, der privat krankenversichert ist, zumindest im ambulanten Bereich auch ohne Direktbeteiligung die Preise für die Behandlungen, da er Vertragspartner des Arztes und Rechnungsempfänger ist. Zusätzlich kann der Patient, solange der Selbstbehalt nicht ausgeschöpft ist, durch seine Einflußnahme auf Umfang, Häufigkeit, Art und Qualität der Behandlung, **eigene** Ausgaben vermeiden. Damit erhält der Preis seine Marktfunktion zumindest eingeschränkt zurück, was Verhaltensänderungen – Nachfragereaktionen – bewirkt. Dieser Anreiz zu einem preisbewußten Verhalten kann sich kurzfristig in einer Verminderung der Zahl der Arztbesuche oder in der Wahl billigerer Behandlungsmethoden bemerkbar machen.

Patienten werden die Effizienz medizinischer Leistungen in stärkerem Maße berücksichtigen, d. h. teure und/oder wirkungslose Therapien zu vermeiden suchen, was zu einer Verbesserung der Allokation im Gesundheitssektor beiträgt.

Langfristig können sich Verhaltensänderungen zugunsten gesünderer Lebensweisen (Aufgabe gesundheitsschädlicher Verhaltensweisen, sportliche Betätigung) durchsetzen.

Die Nachteile einer absoluten Direktbeteiligung liegen u. a. in der Gefahr des Verschleppens von Krankheiten. Müssen zu spät erkannte Krankheiten behandelt werden, käme das einer Kostenverlagerung – u. U. über mehrere Perioden – gleich. Es könnten Kostenerhöhungen auftreten, falls durch eine zu späte Behandlung zusätzliche oder aufwendigere Leistungen notwendig werden sollten.

Diese Reaktionen auf eine absolute Direktbeteiligung setzen u. a. auch ein ökonomisch motiviertes Verhalten der Versicherten voraus. Im folgenden werden auf der Grundlage der ökonomischen Theorie die Wirkungen der absoluten Direktbeteiligung abgeleitet. Die theoretische Darstellung orientiert sich dabei an dem Ziel, die Wirkungen der Direktbeteiligung anhand von Messungen zu quantifizieren.

2 Theoretische Wirkungsanalyse

2.1 Das Nachfrageverhalten des einzelnen Patienten

Bei Vollversicherung zahlt jeder Krankenversicherte einen festen Versicherungsbeitrag je Periode unabhängig davon, ob sich an seinem Gesundheitszustand etwas ändert. Nimmt er medizinische Leistungen in Anspruch, entstehen ihm neben dem festen Beitrag keine zusätzlichen Ausgaben. Dies ist gerade der Zweck einer Vollversicherung. Obwohl den Versicherten die Inanspruchnahme ambulanter Leistungen direkt nichts kostet, fragt er trotzdem nur eine endliche Menge nach. Dafür sind Zeit- und andere nichtmonetäre Kosten sowie Nutzeneinschätzungen, wie sie durch das Gesetz vom abnehmenden Grenznutzen erklärt werden, verantwortlich. Die so bestimmte Nachfragemenge soll in Anlehnung an die mikroökonomische Konsumtheorie als Sättigungsmenge bezeichnet werden. Dies ist die Menge ambulanter medizinischer Leistungen, die bei einem – subjektiven – Preis von null in Anspruch genommen wird. Durch eine absolute Direktbeteiligung entstehen denjenigen Versicherten, die ambulante Leistungen in Anspruch nehmen, zu den Zeit- und nichtmonetären Kosten noch zusätzlich monetäre Kosten, die direkt von Art und Umfang der bezogenen Leistungen abhängen. Die maximale Höhe der direkten Eigenbeteiligung des Patienten entspricht der vereinbarten Direktbeteiligung. Es wird unterstellt, daß der Versicherte auf die ihm unmittelbar angelasteten Kosten im ökonomischen Sinne normal reagiert, d. h. sie mehr oder weniger zu vermeiden sucht, indem er die nachgefragte Menge reduziert und/oder im Preis günstigere Leistungen in Anspruch nimmt. Geht man von einem homogenen Güterbündel „ambulante Leistungen" L und dem dazugehörigen Preis P aus, kann man die einem Selbstbehalt S entsprechende Menge ambulanter Leistungen bestimmen, denn aus:

$$S = L \cdot P$$

folgt $L = S / P$

Einem Selbstbehalt in der Höhe S entspricht bei einem gegebenen Preis P die Leistungsmenge L. Bei konstantem Preis P wachsen die Ausgaben des Patienten bis zu der Nachfragemenge L proportional, weitere Nachfrageeinheiten erhöhen die Ausgaben nicht. Mit wachsender Nachfrage wächst der Nutzen, den diese Leistungen stiften, unterproportional bis zur Sättigungsmenge.

Im einfachsten Fall läßt sich der Nutzen geometrisch als Parabel darstellen (Vgl. Abb. 1). Während der Nachfrager vor Einführung des absoluten Selbstbehalts die Sättigungsmenge L(S) nachgefragt hat, d. h. alle Gesundheitsgüter, die ihm (medizinisch) nützlich erschienen, wird er nach Einführen des Selbstbehalts vor die Entscheidung gestellt sein, ob er nach wie vor die Menge L(S) in Anspruch nehmen soll, bei der sein Grenznutzen null wird, oder ob sein Nutzen gemäß der Regel:

Grenznutzen = Preis

optimiert wird (Nachfragemenge L(O)).

Er entscheidet sich grundsätzlich für diejenige der beiden Leistungsmengen L(O) bzw. L(S), bei der die Differenz zwischen Nutzen und Ausgaben am größten ist. (Vgl. Abb. 1; im dargestellten Fall entscheidet sich der Versicherte für die Leistungsmenge L(S)).

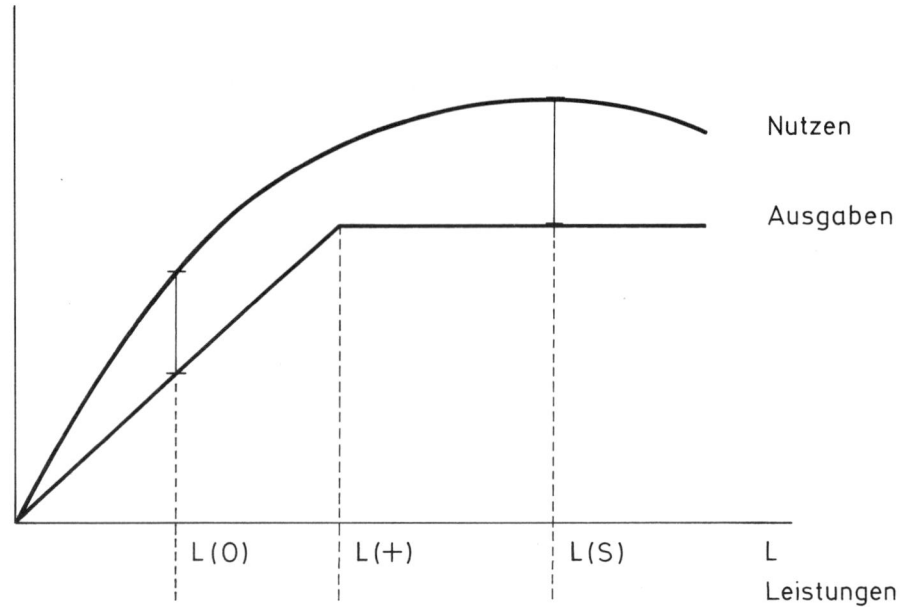

Abb. 1: Die Nachfrage nach ambulanten Leistungen eines einzelnen Versicherten (Nutzen – Ausgaben)

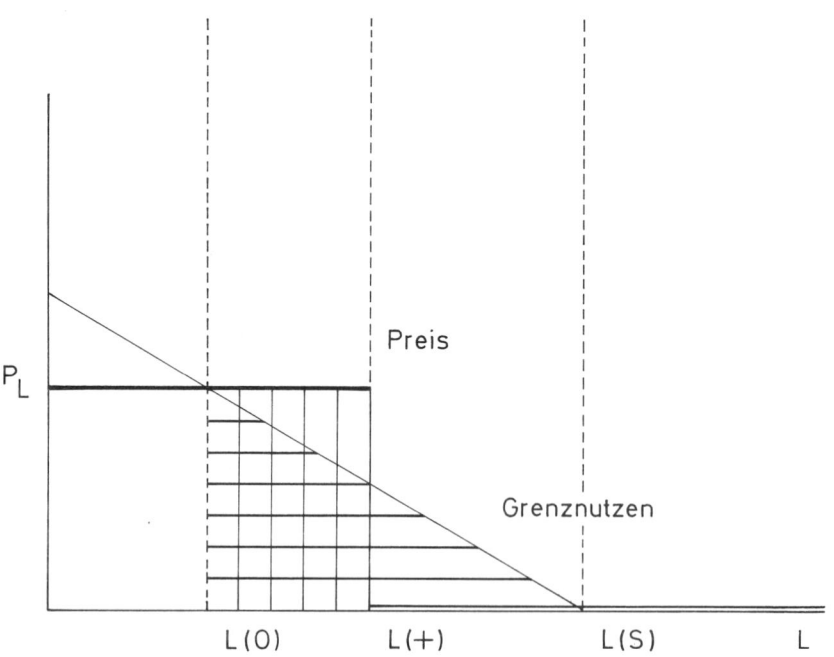

Abb. 2: Die Nachfrage nach ambulanten Leistungen eines einzelnen Versicherten (Grenznutzen – Preis)

Bis zur Leistungsmenge L(O) ist der Nutzen für die jeweils letzte nachgefragte Menge ambulanter Leistungen größer als der Marktpreis P(L). In dem Intervall (L(O); L(+)) übersteigt der Preis den Grenznutzen, während es in dem Intervall (L(+); L(S)) aus der Sicht des Patienten wieder umgekehrt ist. Der Patient wird sich, veranlaßt durch den Selbstbehalt, dann für die Nachfragemenge L(S) entscheiden, wenn der zusätzliche Nutzen zwischen L(O) und L(S) (die durch horizontale Linien gekennzeichnete Fläche) größer ist als die zusätzlichen Kosten, die nur zwischen L(O) und L(+) anfallen (die durch vertikale Linien hervorgehobene Fläche; Vgl. Abb. 2). Er wird bei gegebenem Preis nur dann seine Nachfrage einschränken, wenn die zusätzlichen Kosten den zusätzlichen Nutzen übersteigen. Dies ist um so eher der Fall, je näher die Grenznutzenkurve (bei gegebener Steigung) zum Ursprung liegt. Das wird speziell für diejenigen gelten, die Gesundheitsgüter nachfragen, ohne sich krank zu fühlen, die sich Gewißheit über ihren Zustand verschaffen wollen oder in der Abrechnungsperiode von leichten Unpäßlichkeiten und Krankheiten betroffen werden.

Entscheidet sich der Nachfrager für die Mengenreduktion, fällt diese um so größer aus, je flacher seine Grenznutzenkurve verläuft. Unter den Annahmen, wie sie für die geometrische Darstellung getroffen wurden, entscheidet sich der Patient für die Reduktion der ambulanten Leistungen, falls sein Grenznutzen bei der Leistungsmenge L(+) niedriger ist als P/2.

Durch die Einführung des absoluten Selbstbehalts werden also die Versicherten gemäß ihrer individuellen Nutzen- und Ausgabensituation unterschiedlich reagieren. Ein Teil der Versicherten wird seine Nachfrage reduzieren, während ein anderer Teil der Versicherten keine Veranlassung hierzu sieht.

2.2 Die Gesamtnachfrage nach ambulanten Behandlungen

Für die Versicherungen, die Ärzte, aber auch für die gesundheitspolitische Diskussion ist das Verhalten von großen Gruppen Versicherter von größerem Interesse. Unter Berücksichtigung der individuellen Nachfragereaktionen, wie sie im letzten Abschnitt dargestellt wurden, wird jetzt das gemeinsame Verhalten der Versicherten abgeleitet.

Es wird angenommen, daß alle Patienten ihr Verhalten nach dem dargestellten ökonomischen Kalkül mehr oder weniger stark ausgeprägt ausrichten. Die Patienten passen sich mit ihrer Nachfrage nach ambulanten Leistungen an die jeweils vorliegende Kostensituation an. Es soll zur Vereinfachung der theoretischen Analyse außerdem angenommen werden, daß dies keine Rückwirkungen auf die Bestimmungsgründe der individuellen Nachfragefunktionen, wie z. B. die Zeitkosten und gesundheitsschädlichen oder -förderlichen Gewohnheiten, hat.

Vor Einführung des absoluten Selbstbehalts fragt jeder Patient pro Periode ambulante Leistungen in Höhe seiner Sättigungsmenge nach. Das Verhalten aller Versicherten kann mittels einer Häufigkeitsverteilung der Ausgabensummen der Patienten pro Jahr beschrieben werden. Die in der Realität bei Vollversicherung beobachtbaren Ausgabenprofile können unter den theoretischen Annahmen folglich als Verteilung der individuell nachgefragten Sättigungsmengen interpretiert werden. Die individuell nachgefragte Menge ambulanter Leistungen wird in diesem Fall durch die Ausgaben des einzelnen Patienten repräsentiert. Für den Bereich der Kassenärztlichen Vereinigung Nord-Württemberg wurden die gesam-

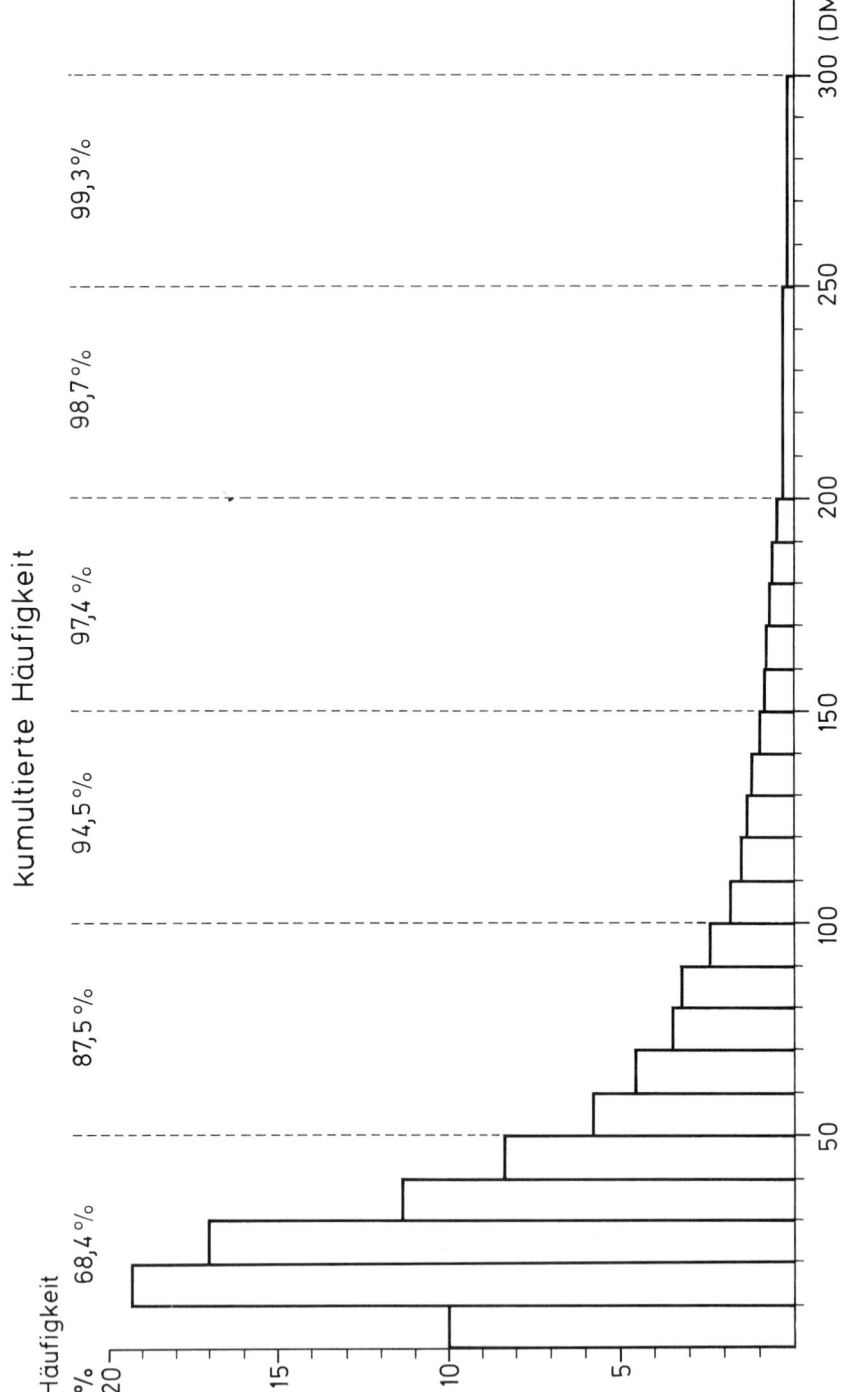

Abb. 3: Verteilung der Abrechnungsfälle bei der Kassenärztlichen Vereinigung Nord-Württemberg (1. Quartal 1976) (Vgl. S. *Häussler:* aaO, S. 144)

ten Abrechnungsfälle nach dem Fallwert pro Quartal für das erste Quartal 1976 geschichtet veröffentlicht.[2] Eine vergleichbare Erfassung wurde auch für den Bereich Lindau vorgelegt.[3]

Wird eine absolute Direktbeteiligung eingeführt, hat dies unter den getroffenen Verhaltensannahmen eindeutige Auswirkungen auf das Profil der Ausgabensummen. Im einfachsten Fall wird angenommen, alle Nachfragekurven hätten die gleiche Steigung, sie seien nur mehr oder weniger weit vom Ursprung entfernt.

Der Nachfrager, dessen Nachfragekurve N(+) in Abb. 4 oben wiedergegeben ist, verhält sich indifferent: er beurteilt die Alternativen „Beibehalten der Sättigungsmenge" oder „Reduktion der Nachfrage bei gleichzeitiger Verminderung der Ausgaben" als gleichwertig. Alle Patienten, deren Nachfragekurve rechts von der Kurve N(+) liegt, werden trotz des Selbstbehalts ihre Nachfrage nicht reduzieren (Abb. 4 oben). Folglich wird die Häufigkeitsverteilung H(L) für L > L(S) durch die Einführung der absoluten Direktbeteiligung nicht verändert. Alle Patienten, deren Nachfragekurven links von N(+) liegen, werden ihre Nachfrage im beschriebenen Modellfall um die Menge ΔL reduzieren. In dem Intervall (L(O); L(S)) sind dann keine Abrechnungsfälle mehr zu beobachten. Die gleiche Anzahl Patienten, die vor Einführung der Direktbeteiligung die Menge L(S) nachgefragt hat, wird nach Einführung die Menge L(O) nachfragen. Gleiches gilt für alle links von L(S) aufgetretenen Rechnungsfälle. Insofern wird das Häufigkeitsprofil links von L(S) um den Betrag ΔL nach links verschoben. Die Zahl der Nachfrager, die keine ambulanten Leistungen in Anspruch nimmt, wächst entsprechend (Abb. 4 unten).

Die Breite der Lücke im Ausgabenprofil hängt ausschließlich von der Neigung der Nachfragekurven ab, wenn diese als linear angenommen werden. Je flacher diese verlaufen, desto breiter ist das Intervall, in dem nach Einführen des absoluten Selbstbehalts keine Abrechnungsfälle mehr auftreten werden. Dabei ist ein flacher Verlauf der Nachfragekurven ein Zeichen für eine elastische Nachfragereaktion auf den zu zahlenden Preis.

Gibt man die vereinfachende Annahme gleicher Steigungen der Nachfragekurven auf, werden sich die Äste der Häufigkeitsverteilung nicht mehr ausschließlich horizontal verschieben, sondern zusätzlich wird die Gestalt der Kurve bereichsweise beeinflußt werden.

Von den Nachfragern, die auf den Selbstbehalt mit einer Mengenreduktion reagieren, bestimmt derjenige mit der flachsten – d. h. elastischsten – Nachfrage, welcher Bereich der Ausgabenprofile beeinflußt wird. Nachfrager, die völlig unelastisch auf den Preis für die Gesundheitsleistungen reagieren, beeinflussen das Ausgabenprofil nicht. Statt einer Lücke wird in der Häufigkeitsverteilung der jährlichen Rechnungssummen für einen bestimmten Selbstbehaltstarif nur eine Einbuchtung auftreten. Die Einbuchtung liegt bei der Ausgabensumme, die dem Selbstbehalt entspricht (Vgl. Abb. 5).

Unter den oben dargestellten Modellannahmen läßt sich ableiten, daß nur ein Teil der Versicherten auf das Einführen der direkten Kostenübernahme reagieren wird. Betroffen sind speziell die Patienten, die niedrige jährliche Ausgabensum-

---

[2] Vgl. Abb. 3. S. *Häussler:* Gesundheitspolitik – Reform durch Zwang oder Einsicht?, Köln 1976, S. 144.
[3] Vgl.: *G. Brenner, J. Boese:* Materialsammlung zur Inanspruchnahme niedergelassener Ärzte in Lindau, Köln 1980, S. 58.

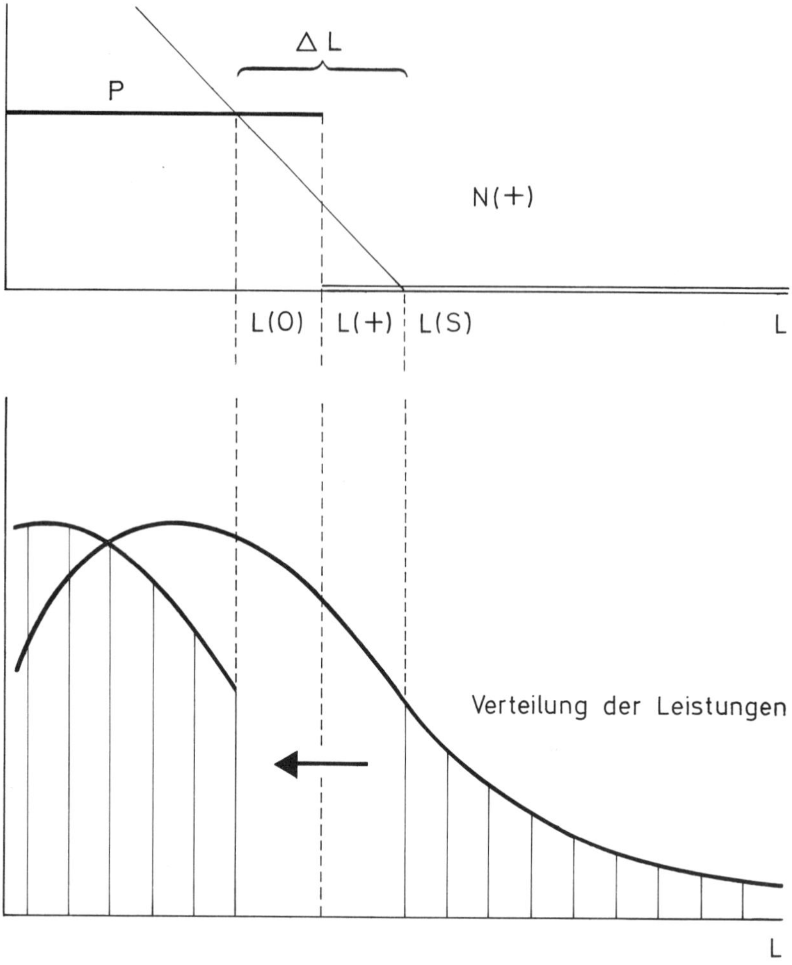

Abb. 4: Der Einfluß des absoluten Selbstbehalts auf die Häufigkeitsverteilung der Leistungen

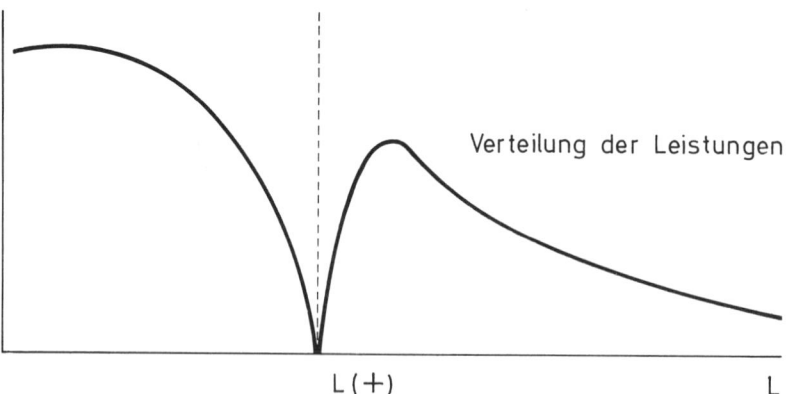

Abb. 5: Die Häufigkeitsverteilung der Leistungen bei individuell verschiedenen Nachfrageelastizitäten

men für ambulante Behandlungen haben und außerdem auf Preise elastisch reagieren. Diese werden mehr oder weniger stark ihre Nachfrage reduzieren oder ganz auf ambulante Behandlungen verzichten. Je höher die jährliche Ausgabensumme eines Patienten ist, um so unwahrscheinlicher ist es, daß der Selbstbehalt die Menge der in Anspruch genommenen medizinischen Leistungen beeinflußt.

Tatsächlich sind die jährlichen Ausgaben für Behandlungen häufig bedingt durch mehrere zeitlich aufeinanderfolgende Inanspruchnahmen, von denen jede nur einen Bruchteil des Selbstbehalts an Einzelausgaben mit sich bringt. In der Summe übersteigen dann jedoch diese Einzelausgaben die Selbstbehaltsgrenze. Hat sich der Patient bei jeder einzelnen Inanspruchnahme um Sparsamkeit bemüht, so wird er nach Überschreiten des Selbstbehalts diese Sparsamkeit nicht durch zusätzliche „Verschwendung" kompensieren. Eventuell reicht dazu die verbleibende Zeit in der Selbstbehaltsperiode gar nicht aus. Auch dieser Typ von Patient wird trotz Überschreitens des Selbstbehalts per saldo sparsamer mit Gesundheitsgütern umgehen.

Eine größere Realitätsnähe erreicht man, wenn man die Annahme der Homogenität der Gesundheitsgüter aufgibt. Bei Vollversicherung werden die unterschiedlichen medizinischen Leistungen nicht gemäß ihrem Preis-Qualitäts-Verhältnis nachgefragt. Dadurch ergibt sich eine nicht optimale Struktur der Gesundheitsleistungen. Die Patienten werden dazu verleitet, sich so zu verhalten, als wären alle Gesundheitsgüter umsonst. Dashalb werden sie teure wie preiswerte Leistungen gleichermaßen in zu großem Umfang beziehen wollen. Beim Einführen eines absoluten – wie eines prozentualen – Selbstbehalts werden für den Patienten die unterschiedlichen Preishöhen direkt spürbar. Allein schon aus dieser Tatsache ergibt sich ein Einspareffekt. Dieser Einspareffekt steht in der Regel bei der gesundheitsökonomischen Diskussion im Vordergrund. Daneben wird sich jedoch auch die Struktur der Gesundheitsleistungen ändern. Bei gleicher Qualität werden die preiswerten Produkte den teuren vorgezogen.

Dieser Substitutionseffekt zugunsten relativ preiswerter Produkte kann u. U. so stark wirksam werden, daß beim Einführen eines Selbstbehalts die Nachfrage nach preiswerten Gütern absolut zunimmt. Absolute und prozentuale Selbstbehalte unterscheiden sich dabei in bezug auf die Stärke des Strukturanpassungseffektes. Bei absoluten Selbstbehalten werden Preisunterschiede voll spürbar, bei prozentualen Selbstbehalten dagegen nur entsprechend dem prozentualen Preisanteil. Die Struktureffekte unterscheiden sich weiterhin der Art nach, da absolute Selbstbehalte früher oder später überschritten werden. Allerdings können auch bei prozentualen Selbstbehalten Obergrenzen für die Eigenbeteiligung vereinbart werden. Bei absoluten Selbstbehalten wird durch teure Gesundheitsleistungen relativ schnell die Selbstbehaltsgrenze überschritten. Die Gesundheitsleistungen werden dann wie kostenlose Güter nachgefragt.

2.3 Die Bedeutung von Beitragsrückerstattungen bei Nicht-Inanspruchnahme von Versicherungsleistungen

Angesichts der praktischen Ausgestaltung der absoluten Direktbeteiligungen in der Bundesrepublik Deutschland ist bei der theoretischen Beurteilung das Anreizsystem „Beitragsrückerstattung" zu berücksichtigen, das ebenfalls eine sparsame Inanspruchnahme ambulanter medizinischer Leistungen garantieren soll.

Die Beitragsrückerstattungen können einen bedeutenden Faktor im ökonomischen Kalkül der Versicherten darstellen.

Es wird angenommen, daß der Versicherte den Rückerstattungsbetrag kennt, der nur dann ausgezahlt wird, wenn er in der Selbstbehaltsperiode keine Leistungen der Versicherung in Anspruch genommen hat. Diese Annahme ist nicht sehr restriktiv. Selbst wenn ein Patient Rechnungen, die den Selbstbehalt übersteigen, bei seiner Versicherung eingereicht hat, kann er trotzdem in der Regel nachträglich auf entsprechende Leistungen verzichten und sich stattdessen einen Teil seiner Beiträge zurückerstatten lassen.

Versicherte, deren Ausgaben den Selbstbehalt übersteigen, können somit in gewissen Grenzen ihr Ausgabenvolumen beeinflussen. Ein Verzicht auf Erstattung der Ausgaben lohnt sich für den Versicherten so lange, wie die Ausgaben für ambulante Behandlungen niedriger sind als die Summe aus Selbstbehalt und Beitragsrückerstattung.

Es sind die gleichen Wirkungen wie bei einem absoluten Selbstbehalt zu erwarten, da durch die Inanspruchnahme der Versicherung auf die Prämienrückerstattung verzichtet wird. Im Unterschied zum Selbstbehalt stellen sich die finanziellen Vorteile allerdings erst zu einem späteren Zeitpunkt ein. Durch einen Selbstbehalt werden die Prämien in der laufenden Periode gesenkt; Ausgaben fallen bei Bedarf an. Durch die Prämienrückerstattung werden die laufenden Beitragszahlungen nicht beeinflußt. Der Versicherte bildet quasi eine Rücklage für seinen Gesundheitsbedarf.

Das Verhalten der Versicherten wird durch den Selbstbehalt und die Beitragsrückerstattung prinzipiell in der gleichen Richtung beeinflußt. Infolge des zeitlichen Unterschiedes der finanziellen Begünstigung dürfte die Wirksamkeit der Beitragsrückerstattung jedoch weniger ausgeprägt sein. Folglich muß sich der bei der Versicherung registrierbare Nachfragerückgang im Bereich des Selbstbehalts im engeren Sinn verstärken. Es ist damit eine um so deutlicher ausgeprägte Lücke oberhalb des Selbstbehalts zu erwarten, je größer die Beitragsrückerstattungen sind. Diese wiederum sind um so höher, je niedriger der gewählte absolute Selbstbehalt ist.

2.4 Einspareffekte durch die absolute Direktbeteiligung

Anhand des in den letzten Abschnitten entwickelten Instrumentariums ist es möglich, die durch die absolute Direktbeteiligung hervorgerufenen Einspareffekte bezüglich des Umsatzes im ambulanten Bereich und den Beiträgen der Versicherten differenziert zu beurteilen.

Bei der Einführung absoluter Direktbeteiligungstarife durch die Privaten Krankenversicherungen in der Bundesrepublik Deutschland war es notwendig, ohne Kenntnis der genauen Wirkungen dieser Beteiligungsform angemessene Beiträge zu kalkulieren. Dazu verminderte man die (Volltarif-) Abrechnungsbeiträge zurückliegender Perioden um den Selbstbehalt und bestimmte anhand des Differenzbetrages den monatlichen Versicherungsbeitrag. Gemäß den aus der Theorie abgeleiteten Wirkungen der Einführung dieser Direktbeteiligungsform erscheint eine solche Vorgehensweise gut geeignet zu sein, da die eigentlichen Einspareffekte bei den nicht abrechnenden Versicherten zu erwarten sind.

Die so berechnete Verminderung der Versicherungsleistungen kann als „statische" Reduktion bezeichnet werden. Der statischen Reduktion liegt damit die Annahme zugrunde, daß die Versicherten, deren Ausgaben die Selbstbehaltsgrenze übersteigen, ihre Nachfrage nicht oder zumindest nicht nennenswert an die veränderte Finanzierungssituation anpassen. Somit bleiben die Umsätze unverändert, nur die Prämien müssen entsprechend dem Wegfall eines Teils der Abrechnungsfälle nach unten angepaßt werden.

Darüber hinaus konnten jedoch Verhaltensanpassungen abgeleitet werden, die zur Abgrenzung gegenüber dem statischen Effekt als „dynamische" Reduktion bezeichnet werden. Die größten Einsparungen sind bei den Versicherten zu erwarten, die für die Prämienberechnung der Versicherung nach Einführen des absoluten Selbstbehalts nicht mehr relevant sind, deren Ausgaben also unterhalb der Selbstbehaltsgrenze liegen und deshalb bei der Versicherung nicht mehr in Erscheinung treten. Deren Reduktion der Nachfrage macht sich demnach nur in einem Nachfragerückgang des ambulanten Bereichs bemerkbar, während die nach dem oben dargestellten Verfahren kalkulierten Prämien nicht betroffen werden.

Aber auch bei den Patienten, die gegenüber der Versicherung abrechnen, sind in gewissem Umfang Einsparungen zu erwarten. Dafür ist die Inanspruchnahme von Gesundheitsleistungen in Form von mehreren kleineren, zeitlich aufeinander folgenden Behandlungen verantwortlich, bei denen die Ausgaben erst in ihrer Summe die Selbstbehaltsgrenze überschreiten. Auch die Regelungen bezüglich der Beitragsrückerstattung bei Verzicht auf Versicherungsleistungen führen zu Einsparungen bei diesen Patienten. Dieser Teil des dynamischen Effekts betrifft sowohl die Umsätze als auch die Beiträge. Nach den theoretischen Überlegungen sind diese Einsparungen jedoch relativ gering zu veranschlagen.

Wenn die unter der Annahme der statischen Reduktion berechneten Prämien sich im nachhinein als deutlich zu hoch herausstellten, kann dieser Effekt nicht ausschließlich auf die bis jetzt diskutierte unmittelbare Verhaltensanpassung an die Direktbeteiligung zurückgeführt werden, steht aber auch nicht im Widerspruch dazu.

Bis jetzt wurde bei der Beurteilung der Wirkung der absoluten Direktbeteiligung der Einfluß der Versicherungsprämien ausgeklammert. Wenn man jedoch Beitragsänderungen beurteilen will, muß gerade die Annahme konstanter Prämien aufgegeben werden. Die kurzfristig zu erwartenden Wirkungen der Direktbeteiligung müssen also um die längerfristige Komponente ergänzt werden.

Dabei muß strikt unterschieden werden, ob die Beitragsanpassungen bei einzelnen Wahltarifen tatsächlich Einsparungen für den gesamten ambulanten Bereich darstellen oder ob nur eine Differenzierung zwischen den Tarifen bei unverändertem Umsatz aufgetreten ist. Nur die echten Einsparungen sind dem dynamischen Effekt zuzurechnen, während die zuletzt genannten Effekte Folge einer Risikoentmischung sind.

Unter gesundheitspolitischen Gesichtspunkten interessiert man sich vor allem für die „dynamische" Reduktion. Denn wirken absolute Direktbeteiligungen über die statische Reduktion hinaus kostensenkend, was die nachträglichen Beitragssenkungen vermuten lassen, gewinnt diese Direktbeteiligungsregelung als Instrument zur Steuerung der Kostenentwicklung im Gesundheitssektor an Bedeutung. Auch für die Erbringer von Gesundheitsleistungen sind gerade diese dynamischen Einsparungen von Bedeutung. Statische Effekte berühren den Umsatz und das Einkommen der Leistungserbringer in der Regel nicht, lediglich die Zahler wechseln. Dynamische Effekte führen dagegen zu echten Umsatz- und Einkommenseinbußen. Daher muß geklärt werden, auf welche Ursachen diese Effekte zurückgeführt werden können.

2.5 Die Risikoentmischung zwischen den Versicherungstarifen

Die theoretischen Überlegungen der vorhergehenden Abschnitte basierten auf der Annahme, die Versicherten würden ihr Nachfrageverhalten ausschließlich an den finanziellen Belastungen ausrichten, die sie unmittelbar betreffen. Die mittelbare Beteiligung des einzelnen an der Finanzierung des Gesundheitssektors über die Versicherungsbeiträge geht nicht nennenswert in ihr Entscheidungskalkül bei der Inspruchnahme ein. Bei der Erklärung der Beitragsentwicklung gewinnen jedoch mittel- und längerfristige Aspekte an Bedeutung. Dazu zählt beispielsweise die Möglichkeit, seinen Versicherungstarif zu wechseln.

Bis jetzt wurde unterstellt, daß ein Vollversicherungstarif durch einen Selbstbehaltstarif ersetzt wird, ohne daß dem Versicherten eine Wahlmöglichkeit eingeräumt wird. Unter längerfristigen Aspekten ist es notwendig, diese Prämisse aufzugeben und realistischerweise die Existenz von Wahltarifen anzunehmen.

Bei Abschluß einer Versicherung kann man sich für einen Vollversicherungs- oder einen Selbstbehaltstarif entscheiden. Bei dieser Entscheidung muß der einzelne abwägen, ob er das eine Krankheit begleitende finanzielle Risiko durch einen Selbstbehalt höher oder geringer als die permanente Einsparung bei den Versicherungsbeiträgen bewertet.

Die Entscheidung für einen Selbstbehalt stellt die Übernahme eines Risikos durch den einzelnen selbst dar. Daher erscheint die Annahme plausibel, daß bei geringer subjektiver Risikobereitschaft ein Vollversicherungstarif mit entsprechend hohen monatlichen Versicherungsbeiträgen gewählt wird. Im Gegensatz zu einem prozentualen Selbstbehalt steht bei einem absoluten Selbstbehalt die maximale Belastung im voraus fest. Die Entscheidung für einen prozentualen Tarif setzt damit normalerweise eine größere Risikobereitschaft voraus als für einen absoluten Tarif. Es muß jedoch ergänzt werden, daß bei einer hohen absoluten Direktbeteiligung (z. B. 2000,– DM) der Versicherte nahezu das gesamte Krankheitsrisiko übernimmt, da nur selten so hohe jährliche Ausgaben erreicht werden. Bei der Wahl eines solchen Tarifs ist die Kenntnis der maximalen Belastung nahezu bedeutungslos.

Es ist demnach zu erwarten, daß sich unter dem Risikoaspekt homogene Gruppen von Versicherten bilden, wobei gleichzeitig eine Differenzierung zwischen den Gruppen auftritt. Zwischen Tarifen mit unterschiedlich hohem absoluten Selbstbehalt ist zu erwarten, daß die Entscheidung für einen höheren Selbstbehalt bei einem risikofreudigeren Verhalten getroffen wird. Ein entsprechender Zusammenhang kann bei der Entscheidung für eine absolute oder prozentuale Beteiligung nicht ohne weiteres unterstellt werden.

In die Beurteilung des Risikos gehen die persönlichen Erfahrungen bezüglich Anzahl und Schwere der Erkrankungen in der Vergangenheit ein. Wenn die subjektive Risikoeinschätzung mit dem objektiven Risiko übereinstimmt, werden sich unter der beschriebenen Annahme die Ausgaben in den verschiedenen Versicherungstarifen unterschiedlich entwickeln. Die „guten" Risiken würden sich in den Tarifen mit hohem Selbstbehalt und die „schlechten" Risiken in denen mit niedrigem Selbstbehalt sammeln.

Dies gilt nur, wenn die Versicherung nicht alle Risikofaktoren durch eine individuelle Tarifgestaltung auffangen kann. Bei der Berechnung des individuellen Tarifs werden Alter, Geschlecht und eventuelle Vorerkrankungen berücksichtigt. Jedoch können nicht alle Risikofaktoren berücksichtigt werden. Solche zwar dem einzelnen bekannte, von der Versicherung aber nicht mit Beitragszuschlägen erfaßte subjektive Risiken sind z. B. die Gefährdungen von Rauchern, Autofahrern, Leistungssportlern etc. „. . . Nur feststellbar, nicht jedoch als Kriterium für eine objektive und risikogerechte Einstufung in die Versichertengemeinschaft anwendbar, ist die Lebensweise (z. B. Raucher – Nichtraucher) der einzelnen Versicherten."[4])

Durch die Versuche der Versicherungen, näherungsweise homogene Beitrags- und Risikogruppen zu bilden, verliert das Risikoentmischungsargument an Gewicht. Es bleibt jedoch grundsätzlich von Bedeutung, da die Bildung homogener Versichertengruppen nur ansatzweise gelingen kann.

Es soll allerdings darauf hingewiesen werden, daß bei einem Auseinanderdriften der Tarife bezüglich der Inanspruchnahme von Versicherungsleistungen und einer entsprechenden Beitragsdifferenzierung unter den gleichen Voraussetzungen auch ein gegenläufiger Effekt zu erwarten ist. Früher oder später wird für relativ gefährdete Versicherte mit niedrigem Selbstbehalt und – wegen der schlechten Risiken in diesem Tarif – sehr hohen Monatsbeiträgen der Wechsel in einen Tarif mit hohem Selbstbehalt, aber sehr niedrigen Monatsbeiträgen finanziell interessant.

Die Ausgaben in den Tarifen hängen unmittelbar von den Altersstrukturen der Versicherten ab. Je günstiger die Altersstruktur in einem Versicherungstarif ist, d. h. je niedriger das Durchschnittsalter der Versicherten ist, desto mehr verschieben sich die Ausgabenprofile zum Ursprung hin.

Ein weiterer wichtiger Einflußfaktor ist das Verhältnis zwischen Männern und Frauen. Im Schnitt ist davon auszugehen, daß die Ausgaben für Frauen höher sind als für Männer.[5]) Diese beiden Determinanten für die Risikoentmischung sind einerseits die bedeutendsten und andererseits die am einfachsten zu messenden. Unter empirischen Gesichtspunkten ist es daher notwendig, die Risikoentmischung vor allem in Hinblick auf diese beiden Faktoren zu beurteilen.

Es ist festzuhalten, daß die nach Einführung von Wahltarifen mit absoluter Direktbeteiligung beobachtbaren Beitragsdifferenzierungen eventuell auf die hier dargestellten Faktoren (Stichwort: Risikoentmischung) zurückzuführen sind. Trotz Beitragsdifferenzierung bleiben dann die Gesamtnachfrage und damit die Umsätze im gesamten ambulanten Bereich unverändert. Davon strikt zu unterscheiden sind die eigentlichen Einspareffekte, die sich aus längerfristigen Verhaltensanpassungen an die Kostenbeteiligung ergeben und ebenfalls die Entwicklung der Beiträge beeinflussen.

---

[4]) *K. Bohn:* Die Mathematik der deutschen privaten Krankenversicherung, Karlsruhe 1980, S. 17.
[5]) Vgl. die entsprechenden Statistiken in: Die Private Krankenversicherung, Verband der privaten Krankenversicherung (Hrsg.), Köln, verschiedene Jahrgänge, passim.

2.6 Die Entscheidung für einen Selbstbehaltstarif angesichts von Arbeitgeberbeiträgen

Bei der Entscheidung für einen Selbstbehaltstarif ist eine bisher noch nicht berücksichtigte institutionelle Regelung besonders wichtig: die Arbeitgeberzuschüsse zu den Versicherungsprämien. Diese Zuschüsse erhalten nur die unselbständig Beschäftigten, während die Selbständigen ihre Versicherungsbeiträge in voller Höhe selbst bezahlen müssen.

Angesichts von Wahltarifen werden sich Unselbständige anders als Selbständige verhalten, da Zuschüsse der Arbeitgeber nur zu den Beiträgen, nicht jedoch zu den Ausgaben für Gesundheitsgüter im Rahmen des Selbstbehalts gewährt werden. Für unselbständig Beschäftigte besteht dadurch ein starker Anreiz, Direktbeteiligungen so weit als möglich zu vermeiden. Werden nur Versicherungstarife mit Selbstbehalt angeboten, werden sie sich insbesondere für den Tarif mit dem niedrigsten Selbstbehalt entscheiden.

Im öffentlichen Dienst Beschäftigte wiederum erhalten von ihrem Arbeitgeber prozentuale Zuschüsse zu den Behandlungskosten (Beihilfe). Für diese ist folglich ein prozentualer Selbstbehalt günstiger als ein absoluter Selbstbehalt. Durch die Wahl eines entsprechenden prozentualen Tarifs kann sogar jedes finanzielle Risiko für den Versicherten vermieden werden.

Die verschiedenen Formen der Arbeitgeberzuschüsse tragen damit zu einer Differenzierung des Versichertenbestands in den einzelnen Wahltarifen bei. Absolute Selbstbehaltstarife werden folglich nahezu frei von Beschäftigten im öffentlichen Dienst sein. Abhängig Beschäftigte werden, falls sie sich für einen absoluten Selbstbehaltstarif entscheiden, denjenigen mit der niedrigsten Direktbeteiligung bevorzugen. Beide Formen der Zuschußgewährung durch den Arbeitgeber tragen dazu bei, die Wirksamkeit der Direktbeteiligung abzuschwächen. Wegen der Arbeitgeberzuschüsse zu den Versicherungsprämien werden Selbstbehalte so weit wie möglich vermieden. Die Zuschüsse zu den Behandlungskosten wiederum ermöglichen es den Versicherten, eine 100%ige Deckung des finanziellen Risikos im Falle einer Erkrankung zu erreichen.

2.7 Langfristige Verhaltensanpassungen an die absolute Direktbeteiligung

Neben den in den letzten Abschnitten beschriebenen Wirkungen von Wahltarifen müssen noch die theoretischen Grundlagen für diejenigen Verhaltensanpassungen dargestellt werden, die mittelfristig zu einer sparsameren Inanspruchnahme von Gesundheitsleistungen führen.

Es wird angenommen, daß die Kenntnis und teilweise Übernahme der tatsächlichen Marktpreise für ambulante Behandlungen nicht nur zu einer Gestaltung der Nachfrage in der laufenden Selbstbehaltsperiode beiträgt, sondern darüber hinaus das Gesundheitsverhalten langfristig beeinflussen wird. Dies wird in der Literatur als die „erzieherische" Komponente der Direktbeteiligung diskutiert. Gesundheitsleistungen werden solange extensiv nachgefragt, bis bei den Versicherten ein Preisbewußtsein entstanden ist. Haben die Patienten erst einmal unmittelbar erfahren und gespürt, wie teuer die Heilbehandlungen sind, werden sie lernen, auch dann sorgfältig abzuwägen, ob ein Arztbesuch oder eine sonstige Behandlung notwendig ist, wenn sie nicht unmittelbar zur Kasse gebeten werden.

Die verbesserte Markttransparenz kann sich günstig auf die Ausgabenentwicklung auswirken. Dies kann mittelfristig zu einer verbesserten Allokation im Gesundheitsbereich führen. Je höher der Selbstbehalt ist, desto größer wird der Druck zu derartigen Anpassungen sein. Diese Wirkungen können langfristig zu einem Auseinanderdriften der Tarife führen.

Auch die teilweise Unsicherheit über die finanzielle Belastung in den einzelnen Selbstbehaltsperioden kann zu gewissen Einsparungen führen. Da die einzelnen Rechnungsbeträge für ambulante Behandlungen in der Regel nur einen kleinen Teil des Selbstbehalts abdecken, besteht bei den ersten Behandlungen in dem jeweiligen Kalenderjahr Unsicherheit darüber, ob man bis zum Ende des Jahres den Selbstbehalt überschritten haben wird. Je höher die vereinbarte Direktbeteiligung ist, desto unwahrscheinlicher ist es, diese voll auszuschöpfen. Versicherte mit relativ niedriger Direktbeteiligung erreichen im Durchschnitt die Grenze, bei der ihre Grenzkosten für die Heilbehandlung null werden, eher, als Versicherte mit höherer Direktbeteiligung. Ihnen verbleibt damit in der Rechnungsperiode mehr Zeit, Behandlungen in Anspruch zu nehmen, die sie unmittelbar nichts kosten. Es ist unwahrscheinlich, daß Versicherte mit höherer Direktbeteiligung, denen im Durchschnitt weniger Zeit für eine extensive Nachfrage nach Gesundheitsleistungen bleibt, dies durch besonders häufige und/oder kostenintensive Behandlungen kompensieren werden. Je höher der Selbstbehalt ist, desto größer ist der zu erwartende Einspareffekt. Damit dieser Effekt eintritt, muß eine spürbare finanzielle Belastung vorliegen. Je höher der Selbstbehalt ist, desto größere Einsparungen können erwartet werden.

Zusammenfassend läßt sich festhalten, daß eine Differenzierung in den Versicherungskonditionen längerfristig zu einer Differenzierung des Versichertenbestandes führen kann. Daraus resultierende Beitragsunterschiede können nicht ohne weiteres als Indiz für Einsparungen verwendet werden, die die Direktbeteiligung zur Nachfragesteuerung als geeignet erscheinen lassen. Das gesamte Ausgabenvolumen kann konstant bleiben, auch wenn sich die einzelnen Tarife auseinander entwickeln. Diese Effekte, die sich aus der Wahlfreiheit von Versicherungstarifen ergeben, wurden unter dem Begriff der Risikoentmischung zusammengefaßt. Dies kann zwar zu einer risikogerechten Inspruchnahme der Versicherten über eine Beitragsdifferenzierung beitragen, doch unter dem Aspekt der Ausgabenentwicklung und der Allokation bleibt die Risikoentmischung wirkungslos.

Neben der Risikoentmischung können weitere kurz- und langfristige Verhaltensanpassungen erwartet werden. Diese Effekte, die sich laut Definition in einer Verbesserung der Allokation und einer Verminderung der Gesamtausgaben oder zumindest in einer Verzögerung des Anwachsens des Ausgabenvolumens zeigen müssen, wurden unter dem Begriff der „dynamischen" Reduktion zusammmgefaßt. Definitionsgemäß handelt es sich hierbei um den eigentlich gesamtgesellschaftlich wünschenswerten Effekt der Direktbeteiligung.

Es ist allerdings schwierig, solche Effekte, die theoretisch begründbar sind, durch Beobachtung zu trennen und damit zu bestätigen oder zu widerlegen. Vor allem bei einer Beobachtung über viele Perioden ist Vorsicht geboten.

3 Die gemessenen Wirkungen der absoluten Direktbeteiligung

3.1 Grundlagen für das Messen der Wirkung absoluter Direktbeteiligungen

3.1.1 Die Verfügbarkeit der Daten

Bei der Analyse der Wirkungen absoluter Direktbeteiligungen auf das Nachfrageverhalten der Versicherten nach ambulanten medizinischen Leistungen können unterschiedliche Wege der Datenbeschaffung beschritten werden:

- Aus den vorhandenen Sekundärdaten können diejenigen ausgewählt werden, die für die spezifische Fragestellung angemessen erscheinen.
- Man führt eine Primärdatenerhebung bei denjenigen Versicherten durch, die sich bei ihrem Versicherungstarif für eine absolute Direktbeteiligung entschieden haben, und vergleicht deren Verhalten mit demjenigen von Versicherten ohne Direktbeteiligung.
- Man kombiniert diese beiden Möglichkeiten.

In öffentlichen Datenbasen sind statistische Angaben über Versicherte mit absoluten Direktbeteiligungstarifen nur in geringem Umfang vorhanden. Man kann höchstens versuchen, über die Beitragsgestaltung und -entwicklung bei denjenigen Privaten Krankenversicherungen, die entsprechende Tarife anbieten, auf das zugrundeliegende Verhalten bzw. Verhaltensänderungen der Versicherten zu schließen.[6] Die Entwicklung von Versicherungstarifen im Zeitablauf ist zwar ein Indiz für die Wirkung der Selbstbeteiligung und kann damit die Aufmerksamkeit auf diese Form der Krankenversicherung lenken; diese Informationen sind jedoch viel zu stark aggregiert, um daraus verwertbare Ergebnisse ableiten zu können. Einen Versuch, auf stark aggregierte Daten ökonometrische Methoden anzuwenden, hat in der Bundesrepublik Deutschland W. Krämer unternommen.[7] Er mußte jedoch feststellen, daß selbst für elementare Sachverhalte keine Statistiken existieren.

Nach vielfältigen Kriterien differenzierte Daten müssen für einen Zeitraum von mehreren Jahren verfügbar sein, um die Wirkungen der Direktbeteiligung, wie sie im theoretischen Teil dargestellt wurden, analytisch-statistisch trennen zu können. Entsprechende Daten stehen nicht zur Verfügung. Der Verband der Privaten Krankenversicherungen kam zu der Auffassung, der sogenannte „dynamische Effekt" der Selbstbehaltstarife sei lediglich unternehmensintern festzustellen, so daß bei einzelnen Mitgliedsunternehmen entsprechend Ermittlungen an „lebenden" Beständen durchgeführt werden sollten, deren Ergebnisse dann bei einer Zusammenfassung eventuell ein aussagefähiges Bild ergäben.[8] Die Privaten Versicherungen analysieren die von ihnen erfaßten Daten primär im Hinblick auf eine

---

[6] Vgl. K. Schaper: Kollektivgutprobleme einer bedarfsgerechten Inanspruchnahme medizinischer Leistungen, Frankfurt 1978, S. 268 ff.
[7] Vgl. W. Krämer: Eine ökonometrische Untersuchung des Marktes für ambulante kassenärztliche Leistungen, in: Zeitschrift für die gesamte Staatswissenschaft, Bd. 137, Heft 1, 1981, S. 45–61.
[8] Vgl. Verband der privaten Krankenversicherung: Rechenschaftsbericht 1979, S. 118.

angemessene Beitragsbemessung. Da die durch einen Versicherten verursachten Ausgaben wesentlich von dessen Alter und Geschlecht abhängig sind, sortieren sie ihre Belege nach Alter und Geschlecht und prüfen, ob in den einzelnen Tarifen die Beiträge den durchschnittlichen Ausgaben entsprechen. Bei signifikanten Abweichungen werden von Zeit zu Zeit Beitragsanpassungen notwendig, sieht man von Modifikationen im Leistungsangebot und Versuchen, das Nachfrageverhalten der Patienten zu beeinflussen, einmal ab.

Analog dazu weist auch der Verband der Privaten Krankenversicherungen die Ausgabenprofile differenziert nach Alter und Geschlecht aus.[9] Soweit von Krankenversicherungen eine Analyse der Wirkungen von Selbstbehalten versucht wurde, konzentrierte man sich auf die Untersuchung derart aufbereiteter Daten.[10]

Für die hier gegebene Aufgabenstellung mußten die Ausgabenbelege für ambulante Leistungen primär nach den Selbstbehaltstarifen statt nach Alter und Geschlecht sortiert werden. Da die absolute Direktbeteiligung in der hier diskutierten Form sich auf Perioden und nicht auf einzelne Inanspruchnahmen bezieht, mußte eine richtige Periodenzuordnung der Belege garantiert sein. Dies ist zu beachten, wenn Rechnungen in der laufenden Selbstbehaltsperiode der Versicherung eingereicht werden, bei denen die Leistungserstellung bereits in der vorhergehenden Periode erfolgte. Entsprechend aufbereitetes Datenmaterial existierte bisher nicht.

Anhand von Sekundärdaten kann also Interesse an der Frage nach der Wirkung der absoluten Direktbeteiligung geweckt werden. Die bisher vorhandenen Daten erscheinen jedoch nicht geeignet, um die oben diskutierten Wirkungen empirisch zu überprüfen.

Als Alternative zur Auswertung vorhandener Statistiken gibt es die in der Wirtschaftswissenschaft relativ selten angewandte Methode der Primärdatenerhebung. Dabei werden die Informationen bei den Versicherten selbst oder mittelbar bei den Versicherungen im Hinblick auf die Aufgabenstellung erhoben. Einen solchen Versuch hat Pfaff unternommen.[11] In dieser Studie wurde u. a. versucht, aufgrund der subjektiven Risikoeinschätzungen der Befragten auf das objektive Risiko, das diese für ihre Versicherung darstellen, zu schließen. Dieser Zusammenhang muß selbst problematisiert werden.

Bei der Wahl eines Versicherungstarifs bei einer Privaten Krankenversicherung liegt in der Regel keine akute Erkrankung und damit Erfahrung vor, welche Ausgaben für Heilbehandlungen langfristig notwendig werden. Man kann zwar die Annahme treffen, daß vorsichtige und sich als relativ krank einschätzende Menschen eher eine niedrige Direktbeteiligung wählen, während risikofreudige „gesunde" Menschen zu höheren Direktbeteiligungen tendieren. Um eine solche Annahme überprüfen zu können, müßte jedoch das objektive Risiko, das in der Inanspruchnahme ambulanter Behandlungen sichtbar wird, mit der subjektiven Einschätzung der eigenen Gesundheit korreliert sein.

---

[9] Vgl. Verband der privaten Krankenversicherung: Jahresberichte.
[10] Vgl. *H. Schmid:* Effektivität der Selbstbeteiligung in der Schweiz, Referat anl. des VI. Presseseminars des FVDZ [30./31. 1. 1981], Berlin.
[11] Vgl. *M. Pfaff* u. a.: Wahltarife in der Krankenversicherung, Leitershofen 1980.

Nicht mit dieser Annahme vereinbar ist die Tatsache, daß zwischen den Tarifen mit unterschiedlich hohen Direktbeteiligungen bei den einzelnen Versicherungen kaum Wanderbewegungen zu beobachten sind. Ein einmal gewählter Versicherungstarif wird in der Regel beibehalten. Wanderbewegungen in größerem Umfang sind nur zu beobachten, wenn die Versicherung selbst die Tarifstruktur ändert und ihren Versicherten einen Tarifwechsel anbietet oder wenn Beitragsanpassungen vorgenommen werden.

Auch bei der Begründung eines Versicherungsverhältnisses kann nicht ohne weiteres davon ausgegangen werden, daß die Selbsteinschätzung des zu Versichernden die entscheidende Komponente für die Wahl eines Tarifs darstellt. Auch sollte der Einfluß von Versicherungsvertretern bei der Entscheidung für einen Versicherungstarif nicht unterschätzt werden. Da die Provision des Vertreters um so höher ausfällt, je niedriger die Direktbeteiligung ist, werden diese ihren Einfluß entsprechend geltend machen.

3.1.2 Die Datenbasis

Unter diesen Umständen erschien es angebracht, ein privates Versicherungsunternehmen, das absolute Direktbeteiligungstarife anbietet, zur Zusammenarbeit zu gewinnen. Über die Versicherungsunternehmen aggregierte Daten kamen nicht in Frage, da zwischen den Unternehmen bezüglich Tarifgestaltung und Leistungsangebot beträchtliche Unterschiede bestehen.

Selbst die bei der einzelnen Versicherung registrierten Daten konnten nicht unmittelbar verwendet werden. Es war notwendig, die zum Abrechnungszeitpunkt erfaßten Informationen denjenigen Perioden zuzurechnen, in denen die Leistung entstanden ist. Da sich absolute Direktbeteiligungen jeweils auf ein Kalenderjahr beziehen, durften nur Leistungen für Versicherte berücksichtigt werden, die während des ganzen Jahres in dem entsprechenden Selbstbehaltstarif versichert waren. Es wäre auch möglich gewesen, die Leistungen für Zu-, Abgänger und Tarifwechsler auf ein volles Kalenderjahr hochzurechnen. Um jedoch nicht kontrollierbare Verzerrungen zu vermeiden, wurden die Leistungen für solche Versicherte aussortiert.

Es erschien daher zweckmäßig, solche Tarife auszuwählen, die eine im Zeitablauf möglichst konstante Versichertengemeinschaft aufwiesen. Entsprechend wurde auch die Berichtsperiode festgelegt, die wiederum allein schon dadurch eingeschränkt wurde, daß erst seit etwas mehr als 10 Jahren absolute Direktbeteiligungstarife in der Bundesrepublik Deutschland angeboten werden und erst nach und nach an Bedeutung gewonnen haben. Bei dem ausgewählten Versicherungsunternehmen erschien der Zeitraum 1976–1979 als Berichtsperiode geeignet. In diesem Zeitraum wurden u. a. folgende Selbstbehaltstarife angeboten:

    250,– DM/Jahr bis 1977
    500,– DM/Jahr bis 1977
    300,– DM/Jahr ab 1978
    600,– DM/Jahr ab 1978
    150,– DM/Jahr ab 1978
    1000,– DM/Jahr

Wegen der zu geringen Besetzung des 1000-DM-Tarifs wurde dieser nicht in die Untersuchung einbezogen.

Mit den Daten der Versicherung kann nur ein Teil der Reaktionen auf absolute Direktbeteiligungen beurteilt werden, da nicht alle Patienten, die sich behandeln lassen, gegenüber der Versicherung abrechnen. Gemäß den theoretischen Überlegungen erscheint jedoch das Verhalten dieser Versicherten besonders wichtig. Haben diese Versicherten ihre Nachfrage nach ambulanten Leistungen eingeschränkt oder ganz auf ambulante Heilbehandlungen verzichtet?

Haben ihre Kosten den Selbstbehalt überschritten, verzichteten sie möglicherweise trotzdem auf das Einreichen der Belege bei der Versicherung, um sich den Anspruch auf die jährliche Beitragsrückerstattung bei Nichtinanspruchnahme von Versicherungsleistungen zu erhalten?

Die Versicherungen besitzen über diese Versicherten, die keine Rechnungen einreichen, keine Informationen. Diese können nur direkt bei den Versicherten ermittelt werden. Die Privaten Krankenversicherungen sind an einer derartigen Untersuchung, die als sehr zeit- und kostenintensiv angesehen wird, nur mittelbar interessiert.[12]) Ca. 300 der nicht gegenüber der Versicherung abrechnenden Versicherten konnten zu diesem Zweck ausgewählt und befragt werden.

Neben diesen nicht abrechnenden Versicherten wurden noch diejenigen Patienten berücksichtigt, die ihre Rechnungen bei der Versicherung eingereicht, deren Rechnungsbeträge aber den Selbstbehalt nicht überschritten hatten oder die es trotz Überschreitens des Selbstbehalts vorzogen, auf eine Leistungserstattung zu verzichten, um statt dessen die Beitragsrückerstattung in Anspruch zu nehmen. Aus diesen Informationen wurde ermittelt, wie flexibel die Versicherten ihre Nachfrage gestalten.

Außer den Daten zu Tarifen mit absolutem Selbstbehalt konnten noch solche eines Tarifs mit 20%iger prozentualer Direktbeteiligung zu Vergleichszwecken verwendet werden. Bei diesem Tarif ist der Versicherung wegen der prozentualen Direktbeteiligung fast jede Inanspruchnahme ambulanter medizinischer Leistungen bekannt. Daher kann der Anteil der behandlungsfreien Versicherten direkt ermittelt werden. Außerdem können die Ausgaben von allen Versicherten in diesem Tarif bei der Versicherung selbst erfaßt werden. Die Ausgabenprofile für den Zeitraum 1977–1980 konnten hier berücksichtigt werden.

Selbstverständlich wäre eine breitere als die hier verfügbare Datenbasis wünschenswert, um die Wirkungsanalyse durchzuführen. Jedoch stehen dem die versicherungsinternen Bedingungen bezüglich Tarifgestaltung und -entwicklung gegenüber. Außerdem durfte der normale Geschäftsablauf bei der Versicherung nicht allzusehr gestört werden.[13])

---

[12]) Trotzdem wurde es uns dankenswerterweise ermöglicht, eine Befragung bei entsprechenden Versicherten durchzuführen.
[13]) In geringem Umfang wurden auch Daten herangezogen, die in Lindau erhoben wurden. Sie wurden vom Zentralinstitut für die kassenärztliche Versorgung in der Bundesrepublik Deutschland aufbereitet. Anhand dieser Daten konnten altersgruppenspezifische Ausgabenprofile ermittelt werden (Vgl. G. Brenner, J. Boese: Materialsammlung zur Inanspruchnahme niedergelassener Ärzte in Lindau, Köln 1980, S. 58 f.).

3.2 Die Analyse der Versicherungsdaten

3.2.1 Die Gestalt der Ausgabenprofile bei den ausgewählten absoluten Selbstbehaltstarifen

Zur Beurteilung der Wirkungen absoluter Selbstbehalte konnte das Ausgabenverhalten von ca. 11 000 Versicherten, verteilt über vier Jahre, erfaßt werden. In diesem Zeitraum wurden bei der Versicherung etwa 33 500 Inanspruchnahmen von Versicherungsleistungen in den ausgewählten Tarifen registriert. In Tabelle 1 wird die durchschnittliche Zahl der Versicherten in den Versicherungstarifen wiedergegeben. In den über vier Jahre beobachteten Tarifen ist die Zahl der Versicherten in den ersten drei Jahren gestiegen und im vierten Jahr zurückgegangen. In der vierten Spalte sind die Versicherten erfaßt, die von der Versicherung Leistungen erhalten haben. Daraus wurden Zahl und Prozentsatz derjenigen Versicherten bestimmt, die leistungsfrei geblieben sind.

Tabelle 1: Die Inanspruchnahme von Versicherungsleistungen bei ausgewählten Selbstbehaltstarifen

Jahr	Selbstbehalt	Zahl der Versicherten	Inanspruchnahmen	Leistungsfreie Anzahl	in %
1976	250,–	8 924	6 909	2 015	22,6
1977	250,–	11 263	8 102	3 161	28,1
1978	300,–	11 416	7 412	4 004	35,1
1979	300,–	9 967	6 676	3 291	33,0
1976	500,–	487	300	187	38,4
1977	500,–	876	431	445	50,8
1978	600,–	999	419	590	59,1
1979	600,–	987	419	568	57,5
1979	150,–	3 990	2 880	1 110	27,8

Allein schon wegen der unterschiedlich hohen Direktbeteiligungen unterscheiden sich die Anteile der Versicherten, für die die Versicherung keine Leistungen zu erbringen hatte. Ein unmittelbarer Vergleich ist folglich nicht möglich.

Im theoretischen Teil wurde abgeleitet, daß bei einem ökonomischen Kalkül der Versicherten die Inanspruchnahmen von Versicherungsleistungen in der Nähe des Selbstbehalts um so weniger zu erwarten sind, je elastischer ihr Nachfrageverhalten ist. Falls die Versicherten zu einem elastischen Nachfrageverhalten in der Lage und bereit sind, müßte sich dies in den Häufigkeitsverteilungen der Ausgaben zeigen. Weiterhin wurde dargestellt, daß die von der Versicherung gewährten Beitragsrückerstattungen bei Verzicht auf Versicherungsleistungen den Selbstbehaltseffekt noch verstärken. Es müßten deshalb dicht oberhalb des Selbstbehalts nur relativ wenige Abrechnungsfälle, d. h. ein Einbruch in der Häufigkeitsverteilung, zu beobachten sein.

Die Verteilung der Ausgaben wird in Schaubildern in Anlage A 1 wiedergegeben. Zur Darstellung der Häufigkeitsverteilungen wurden auf der Abszisse 10-DM-Intervalle abgegrenzt. Die in dem jeweiligen Intervall beobachtete Zahl der Abrechnungsfälle wurde auf der Ordinate abgetragen. Das jeweils erste Intervall repräsentiert Ausgaben zwischen (SB und SB + 10,–). Die gesamte Abszisse entspricht dem Intervall (SB bis SB + 5000,–). Die dort nicht berücksichtigten Patienten mit Ausgaben über 5000,– DM wurden in Tabelle 2 erfaßt.

Tabelle 2: Patienten mit Versicherungsleistungen über 5 000,– DM/Jahr				
Jahr	Selbst-behalt	Zahl der Versicherten absolut	in %	Leistungen je Versicherten
1976	250,–	110	1,2	6 569,–
1977	250,–	178	1 5	6 614,–
1978	300,–	244	2,1	6 854,–
1979	300,–	320	3,2	7 051,–
1976	500,–	2	0,4	6 412,–
1977	500,–	7	0,8	6 616,–
1978	600,–	12	1,2	7 188,–
1979	600,–	18	1,8	6 677,–
1979	150,–	30	0,1	6 735,–

Die Abb. A 1/1–4 zu dem 250-/300-DM-Tarif zeigen, daß die Verteilung der Ausgaben monoton fällt. In der Nähe des Selbstbehalts werden die meisten Abrechnungsfälle beobachtet. Mit steigenden Ausgaben sinkt ihre Zahl. Bei dem 500-/600-DM-Tarif ist die Gestalt der Ausgabenverteilung nicht so gut ausgeprägt wie bei dem 250-/300-DM-Tarif. Dies ist auf die vergleichsweise geringe Besetzung dieses Tarifs und den hohen Selbstbehalt zurückzuführen. Nur relativ wenig Patienten verursachen Ausgaben, die über 600,– DM/Jahr liegen. Dagegen zeigt sich bei dem 150-DM-Tarif wieder der monoton fallende Verlauf des Ausgabenprofils. Auf eine einheitliche Skalierung der Ordinaten wurde an dieser Stelle verzichtet, da die absoluten Verteilungen in dieser Form quer über die Tarife nicht vergleichbar sind. Für die einzelnen Tarife läßt sich bei dieser Übersicht jedoch feststellen, daß das prognostizierte Absinken der Häufigkeitsverteilung zum Selbstbehalt hin nicht oder bestenfalls kaum zu beobachten ist.

Bei diesem ersten Überblick kann keine nennenswerte Reduktionswirkung als Folge der Direktbeteiligung festgestellt werden. Besonders bei den Tarifen mit vergleichsweise niedrigem Selbstbehalt hätte sich allein schon deutlich die Regelung bezüglich der Beitragsrückerstattung auswirken müssen, da die Monatsbeiträge bei diesen Tarifen entsprechend hoch sind. Bei einer über mehrere Jahre gleichermaßen durchgeführten Rückerstattung von jeweils drei Monatsbeiträgen bei Verzicht auf Entschädigungen durch die Versicherung hat sich beispielsweise der effektive Selbstbehalt in dem 250-/300-DM-Tarif gegenüber dem ausgewiesenen verdoppelt. Das unter finanziellen Aspekten irrationale Verhalten der Patienten ist teilweise auf unzureichende Information zurückzuführen. Es ist jedoch auch eine gewisse Gleichgültigkeit der Versicherten anzunehmen.

Ein Selbstbehalt muß anscheinend eine merkliche finanzielle Belastung darstellen, damit die Versicherten finanzielle Vorteile wahrnehmen. Die Wirksamkeit der Direktbeteiligung, die ausschließlich ein finanzielles Anreizsystem darstellt, wird damit teilweise in Frage gestellt. Auf diesen Sachverhalt weist Newhouse im Rahmen einer komparativ-statischen Betrachtung hin.[14] Mit steigendem absolutem Selbstbehalt nimmt die Reaktionsstärke der Patienten erst über- und dann unterproportional zu, bis schließlich bei einer weiteren Erhöhung der Direktbeteiligung mit keinen weiteren Nachfragereaktionen mehr gerechnet werden kann. „Unfortunately no information is available to determine exactly what size deductible... begins to exert an important effect on the demand for ambulatory care."[15] Es stellt sich somit die Frage, ob bei einem Selbstbehalt bis 300,– DM überhaupt schon mit nennenswerten Reaktionen gerechnet werden kann. Angesichts dieser Verhaltensweisen ist jedenfalls eine fixe Rezeptgebühr, die einem sehr niedrigen absoluten Selbstbehalt gleichkommt, als ungeeignet zur Steuerung der Nachfrage einzustufen.

3.2.2 Vergleich der Ausgabenentwicklung in den Selbstbehaltstarifen

Durch den Vergleich der Ausgaben in den Selbstbehaltstarifen soll ermittelt werden, ob der im theoretischen Teil dargestellte „dynamische" Effekt beobachtet werden kann. Dies ist nur möglich, wenn die Einflußgrößen, die unter dem Begriff der Risikoentmischung zusammengefaßt wurden, isoliert werden können, da diese gerade kein sparsames Inanspruchnehmen aufgrund eines ökonomischen Kalküls darstellen. Dabei sind vor allem die Wanderbewegungen zwischen den Tarifen, die Altersstrukturen und die geschlechtsspezifische Aufteilung der Versicherten zu berücksichtigen.

Risikoentmischung und Verhaltensanpassung der Versicherten können bei allen angebotenen Wahltarifen auftreten. Hier ist zwischen Tarifen mit unterschiedlich hohem absolutem Selbstbehalt und zwischen prozentualen und absoluten Direktbeteiligungen zu unterscheiden. Wie oben dargestellt eignen sich die verfügbaren Daten besser für den Vergleich absoluter Tarife untereinander als über unterschiedliche Beteiligungsformen. Entsprechend wird im folgenden besonderes Gewicht auf die zeitliche Entwicklung unterschiedlich hoher absoluter Direktbeteiligungen gelegt. Daneben wird jedoch auch ein Tarif mit prozentualer Zuschußgewährung als Vergleichsgrundlage berücksichtigt. Von den Einflußgrößen der Risikoentmischung ist dem Tarifwechselverhalten der Versicherten die geringste Bedeutung beizumessen. Kaum ein Versicherter entschließt sich von sich aus zu einem anderen als dem ursprünglich gewählten Tarif. Entsprechend wären im Beobachtungszeitraum praktisch keine Wanderbewegungen zu berücksichtigen gewesen, wenn nicht die Versicherung von sich aus nach Einführen eines neuen absoluten Tarifs mit 150,– DM Selbstbehalt, ihre Versicherten aus anderen Tarifen zu diesem Schritt ermuntert hätte. Allerdings ist davon nur das letzte Beobachtungsjahr betroffen.

Weiterhin sind die Ausgabenprofile nur dann unmittelbar vergleichbar, wenn der Bestand der Versicherten in den einzelnen Tarifen keine allzu großen Unterschie-

---

[14] Vgl. *J. P. Newhouse:* The economics of medical care: a policy perspective, Philippines 1978, S. 14 ff.
[15] *J. P. Newhouse, C. E. Phelps, W. B. Schwartz:* Policy options and the impact of national health insurance, Santa Monica, CA, June 1974, S. 10.

de bezüglich der Verteilungen nach Alter und Geschlecht aufweist. In Tabelle 3 sind die alters- und geschlechtsspezifischen Merkmale der ausgewählten Tarife zusammengefaßt. Angaben zum Durchschnittsalter der Versicherten können der Tabelle 4 entnommen werden.

Tabelle 3: Aufteilung der Versicherten nach Alter und Geschlecht

Selbstbehalt Jahr	250,– 1976	300,– 1979	500,– 1976	600,– 1979	150,– 1979	20% 1979
Altersgruppe						
0–20	14,7	12,6	13,0	13,3	16,5	11,8
21–40	29,9	29,1	23,8	24,1	60,7	12,2
41–60	25,9	29,7	26,4	33,6	20,5	27,9
61–	29,5	28,5	36,8	29,0	2,3	48,1
Geschlecht						
männlich	51,0	50,7	53,0	54,2	62,0	47,0
weiblich	49,0	49,3	47,0	45,8	38,0	53,0

Tabelle 4: Durchschnittsalter in ausgewählten Versicherungstarifen

Selbstbehalt	Versicherte	Jahr 1976	1979
250,–/300,–	Männer	43,3	44,5
	Frauen	46,9	49,1
	gesamt	45,1	46,7
500,–/600,–	Männer	47,1	46,7
	Frauen	49,8	48,2
	gesamt	48,4	47,4
150,–	Männer	:	32,7
	Frauen	:	31,5
	gesamt	:	32,2
20%	Männer	:	52,2
	Frauen	:	57,5
	gesamt	:	55,0

Die Angaben beziehen sich auf das erste und letzte Jahr der Berichtsperiode. Während sich der 250-/300-DM-Tarif und der 500-/600-DM-Tarif kaum bezüglich der Altersstruktur unterscheiden, fällt bei dem 150-DM-Tarif der hohe Anteil der 21–40jährigen auf. Auch bezüglich der Geschlechtszugehörigkeit ist dieser nicht mit den beiden anderen vergleichbar. Der Anteil der Männer liegt mit 62% deutlich höher als bei den anderen absoluten Tarifen, bei denen das Verhältnis zwischen Männern und Frauen viel ausgeglichener ist. Der prozentuale Selbstbehaltstarif ist durch einen großen Anteil älterer Versicherter und Frauen gekennzeichnet.

Am Anfang des Untersuchungszeitraums waren die Versicherten mit hohem absolutem Selbstbehalt im Durchschnitt 4 Jahre jünger als diejenigen mit mittlerem Selbstbehalt. Am Ende des Zeitraums besteht nur noch ein Unterschied von etwa einem Jahr. Das Verhältnis zwischen Männern und Frauen hat sich nicht wesentlich geändert. In beiden Fällen waren die Frauen etwas älter als die Männer. In dem 150-DM-Tarif sind die Versicherten im Schnitt mehr als 10 Jahre jünger und in dem 20%-Tarif etwa 7 Jahre älter.

Unmittelbar vergleichbar sind somit nur die Tarife mit mittlerem und hohem Selbstbehalt. Sofern sich die Ausgaben in diesen beiden Tarifen unterscheiden, kann dies nur zum geringen Teil durch die Risikoentmischungskomponenten „Alter" und „Geschlecht" erklärt werden. Dagegen ist zu erwarten, daß diese beiden Tarife sich deutlich von denen mit abweichender Altersstruktur unterscheiden.

Natürlich können noch weitere Ursachen für eine Risikoentmischung vorliegen. Wie bereits oben dargestellt, bilden privat Versicherte bezüglich der Einkommen im Vergleich zur Gesamtbevölkerung eine relativ homogene Gruppe. Zwischen Tarifen mit unterschiedlichen Selbstbehaltsformen sind dennoch Unterschiede zu erwarten; z. B. sind Tarife mit absoluter Direktbeteiligung praktisch frei von Beamten. Wegen prozentualer Zuschußgewährung ist für diese die Wahl eines Tarifs mit prozentualer Beteiligung günstiger. Solche Merkmale sind allerdings aus den bei den Versicherungen registrierten Daten nicht zu ermitteln, da entsprechende Angaben, die bei Abschluß eines Tarifs gemacht werden, schon nach relativ kurzer Zeit veraltet sind. Das Messen solcher Einflußgrößen wäre, gemessen an der vermutlich nur geringen Verbesserung der Ergebnisse, zu aufwendig.

Nach dieser Charakterisierung der ausgewählten Versicherungstarife sollen jetzt die Ausgaben und deren Entwicklung selbst analysiert werden. Da die Gestalt der Häufigkeitsverteilung aller Ausgaben bezüglich der ausgewählten Tarife nicht vollständig bekannt ist, können die üblichen Parameter zur Beschreibung solcher Verteilungen nicht direkt berechnet werden. Stattdessen ist es notwendig, Verteilungsäste abzugrenzen, die bei den zu vergleichenden Tarifen vollständig vorliegen.

Tabelle 5: Versicherte mit Ausgaben über 600,– DM
(absolute Selbstbehaltstarife)

Jahr	Selbst-behalt	Zahl der Patienten absolut	in %	Ausgaben je Patient
1976	250,–	4 842	54,3	1 740,–
1977	250,–	5 869	52,1	1 853,–
1978	300,–	5 892	51,6	2 042,–
1979	300,–	5 534	55,5	2 214,–
1976	500,–	276	56,7	1 618,–
1977	500,–	395	45,1	1 782,–
1978	600,–	419	41,9	1 985,–
1979	600,–	419	42,5	2 159,–
1979	150,–	1 649	41,3	1 529,–

Bei allen der hier ausgewählten Tarife ist der genaue Verlauf der Verteilung der Ausgaben über 600,– DM bekannt und damit vergleichbar. 600,– DM konnte insofern als Untergrenze herangezogen werden, als der von der Risikoentmischung unabhängige Einbruch in der Nähe des Selbstbehalts nicht oder bestenfalls nur sehr schwach zu beobachten ist. Ansonsten hätte sich daraus eine Verzerrung für den 600-DM-Tarif in den Jahren 1978/79 ergeben. Je größer man das zu vergleichende Ausgabenintervall wählt, desto mehr Informationen gehen in die Ergebnisse ein.

In dem nach oben offenen Intervall der Schadensfälle ab 600,– DM wurden etwa 53% der Schäden bei dem 250-/300-DM-Tarif, aber nur ca. 45% bei dem 500-/600-DM-Tarif beobachtet (vgl. Tabelle 5). Für den 150-DM-Tarif konnte nur ein Wert ermittelt werden; dieser fällt niedriger als bei den beiden anderen Tarifen aus.

In den ersten beiden Tarifen sank die Zahl der Patienten mit Ausgaben über 600,– DM zwischen 1976 und 1978 ab, um dann 1979 wieder zuzunehmen. Bei dem Tarif mit dem mittleren Selbstbehalt ging die Zahl der Patienten erst um 1,7 Prozentpunkte zurück, um dann innerhalb von einer Periode um 3,9 Prozentpunkte zuzunehmen. Bei dem Tarif mit dem hohen Selbstbehalt war das Umgekehrte zu beobachten. Einem Rückgang um 14,8 Prozentpunkten in den ersten drei Jahren des Beobachtungszeitraums steht eine Zunahme um nur 0,6 Prozentpunkte im letzten Jahr gegenüber. Folglich haben sich die beiden Tarife im Beobachtungszeitraum deutlich auseinanderentwickelt.

Tabelle 6: Versicherte mit Ausgaben über 625,– DM (prozentuale Direktbeteiligung)

Jahr	Selbstbehalt	Zahl der Patienten absolut	in %	Ausgaben je Patient
1977	20%	4 255	52,8	1 821,–
1978	20%	4 978	56,8	2 020,–
1979	20%	5 262	60,3	2 202,–
1980	20%	5 464	63,4	2 355,–

Wegen der Preisentwicklung im Gesundheitssektor müßte sich der Anteil der Versicherten mit Ausgaben über 600,– DM in den beobachteten Jahren kontinuierlich erhöht haben, wenn man von einem im Zeitablauf konstanten Nachfrageverhalten nach medizinischen Leistungen ausgeht, da immer mehr Patienten allein schon infolge der Preissteigerungen über die 600-DM-Grenze rutschen. Bei dem 20%-Tarif zeigt sich dieser Effekt (Tabelle 6). Der Anteil der Patienten mit Ausgaben über 625,– DM stieg kontinuierlich von 53% auf 63%. (Bei dem Tarif mit 20% Selbstbehalt mußte als Untergrenze 625,– DM verwendet werden, da nur entsprechend aggregierte Daten verfügbar waren.)

Bei der absoluten Beteiligung läßt sich die umgekehrte Entwicklung beobachten. Der Wert von 55% für den 300-DM-Tarif 1979 scheint dieser Aussage zu widersprechen. Jedoch muß man beachten, daß nach Einführung des 150-DM-Tarifs sehr viele Versicherte nach Aufforderung durch die Versicherung aus dem

300-DM-Tarif in ersteren abgewandert sind. Dabei hat es sich anscheinend nicht um die gesundheitlich gefährdeten Versicherten dieses Tarifs gehandelt. Patienten, die in der laufenden Periode Versicherungsleistungen in Anspruch genommen haben, werden sich nur sehr zurückhaltend um eine Änderung der Versicherungskonditionen bemühen. Beim Wechsel des Versicherungstarifs kann eine Risikoprüfung von der Versicherung verlangt werden, was potentielle Tarifwechsler abschrecken wird. Nach Einführen des 150-DM-Tarifs wurden zusätzlich die Tarife mit höherem Selbstbehalt seltener nachgefragt. Der Neuzugang fand vornehmlich im 150-DM-Tarif statt.

Auch bei dem 600-DM-Tarif zeigt sich der Anstieg in den Fallzahlen. Da aus diesem Tarif ebenfalls Versicherte abgewandert sind und damit die durchschnittliche Besetzung in diesem Jahr geringer war als im Vorjahr, überrascht dieses Ergebnis nicht. Der Abwanderungseffekt ist hier schwächer ausgeprägt als bei dem 300-DM-Tarif; tatsächlich haben nur relativ wenige Versicherte das Angebot genutzt, den Tarif zu wechseln.

Demnach scheinen relativ gesunde Versicherte in den 150-DM-Tarif übergewechselt zu sein, obwohl man aufgrund der theoretischen Überlegungen das Gegenteil erwarten würde. Falls Versicherte diesen Tarif gewählt haben, die sich selbst als relativ gefährdet einschätzen und daher einen relativ niedrigen Selbstbehalt vorziehen, hatte dies anscheinend keine direkte Wirkung auf die Ausgabenentwicklung in diesem Tarif zur Folge. Wegen der besonderen Altersstruktur der Versicherten in diesem Tarif ist eine solche Schlußfolgerung ohne Zusatzinformationen nicht möglich. Vielmehr muß geklärt werden, wie die besondere Altersstruktur die Ausgabenprofile beeinflußt. Dieser Aspekt wird im nächsten Abschnitt ausführlich diskutiert werden.

Bei der Beurteilung dieses neuen Selbstbehaltstarifs ist die besondere Struktur der Neuzugänge hervorzuheben. Selbst für relativ gesunde neu zu versichernde Personen ist dieser Tarif interessant, falls sie Anspruch auf die Arbeitgeberanteile an den Versicherungsbeiträgen haben. Für Angestellte besteht wegen der Arbeitgeberanteile, die nur auf die Versicherungsbeiträge, nicht jedoch auf den Selbstbehalt gewährt werden, ein starker Anreiz, einen Tarif mit niedrigem Selbstbehalt zu wählen, auch wenn sie sich selbst als relativ gesund einschätzen. Tatsächlich wurden vorwiegend Angestellte im 150-DM-Tarif neu versichert.

Neben der Entwicklung der Fallzahlen ist die Entwicklung der durchschnittlichen Ausgaben zu berücksichtigen. Die Ausgaben je Patient sind in den über mehrere Jahre beobachteten Tarifen kontinuierlich gestiegen.[16] In allen Perioden lagen die durchschnittlichen Ausgaben der Patienten in dem 250-/300-DM-Tarif über denen des 500-/600-DM-Tarifs. Bei den Durchschnittsausgaben treten zwischen diesen beiden Tarifen und dem 20%-Tarif kaum Unterschiede auf. Wegen des hohen Durchschnittsalters der Versicherten in letzterem Tarif, ist dieses Ergebnis ziemlich überraschend. Auch diesbezüglich soll auf den nächsten Abschnitt verwiesen werden.

Wie schon bei den Fallzahlen beobachtet, fällt hinsichtlich der Pro-Kopf-Ausgaben der 150-DM-Tarif aus dem Rahmen. Er zeigt mit 1 529,– DM den niedrigsten Durchschnittswert.

---

[16] Die Ausgaben berechnen sich als Summe aus der Leistung der Versicherung und dem Selbstbehalt des Patienten.

Abb. 6: Selbstbehalt in der PKV 1976

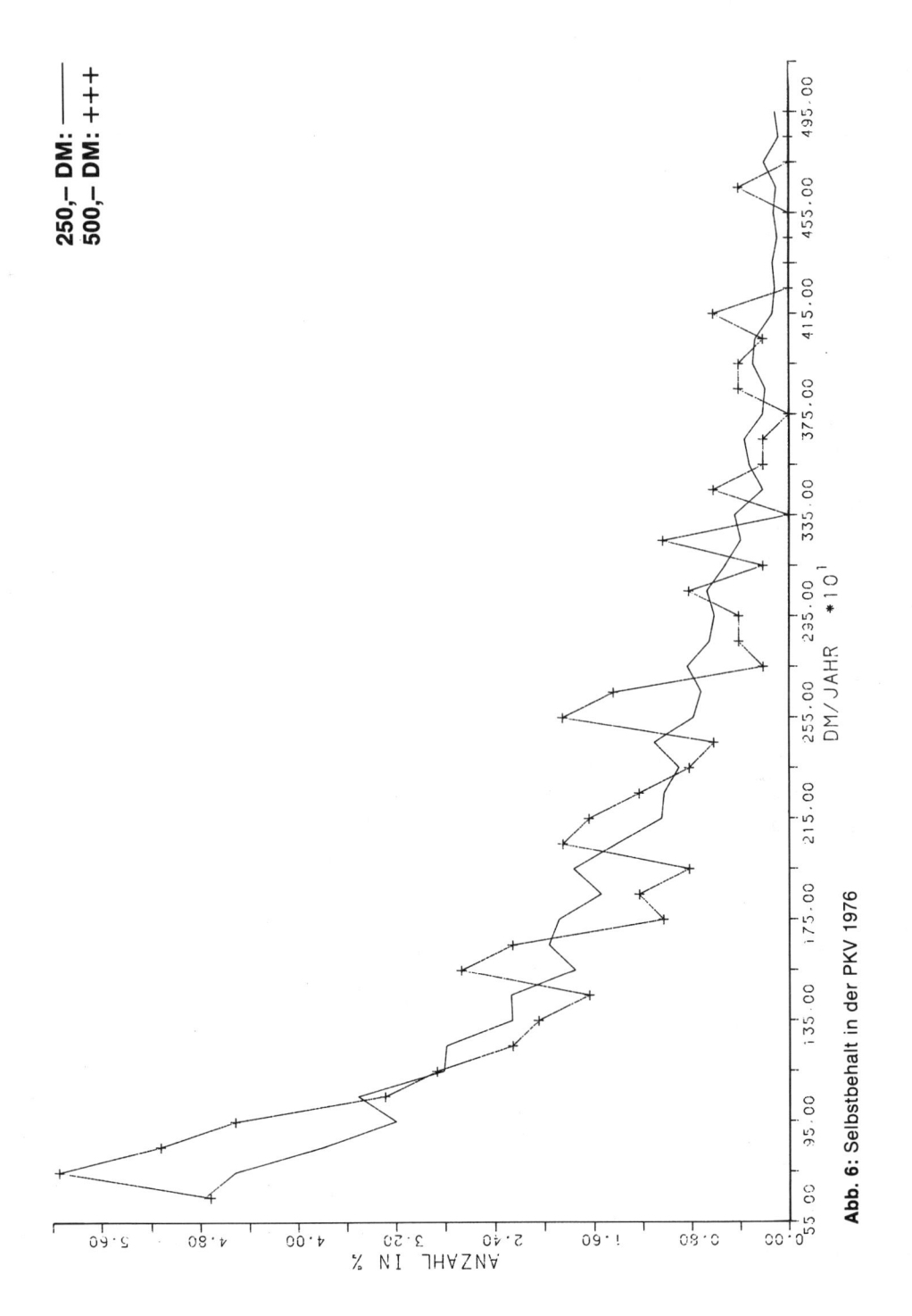

250,– DM: ———
500,– DM: +++

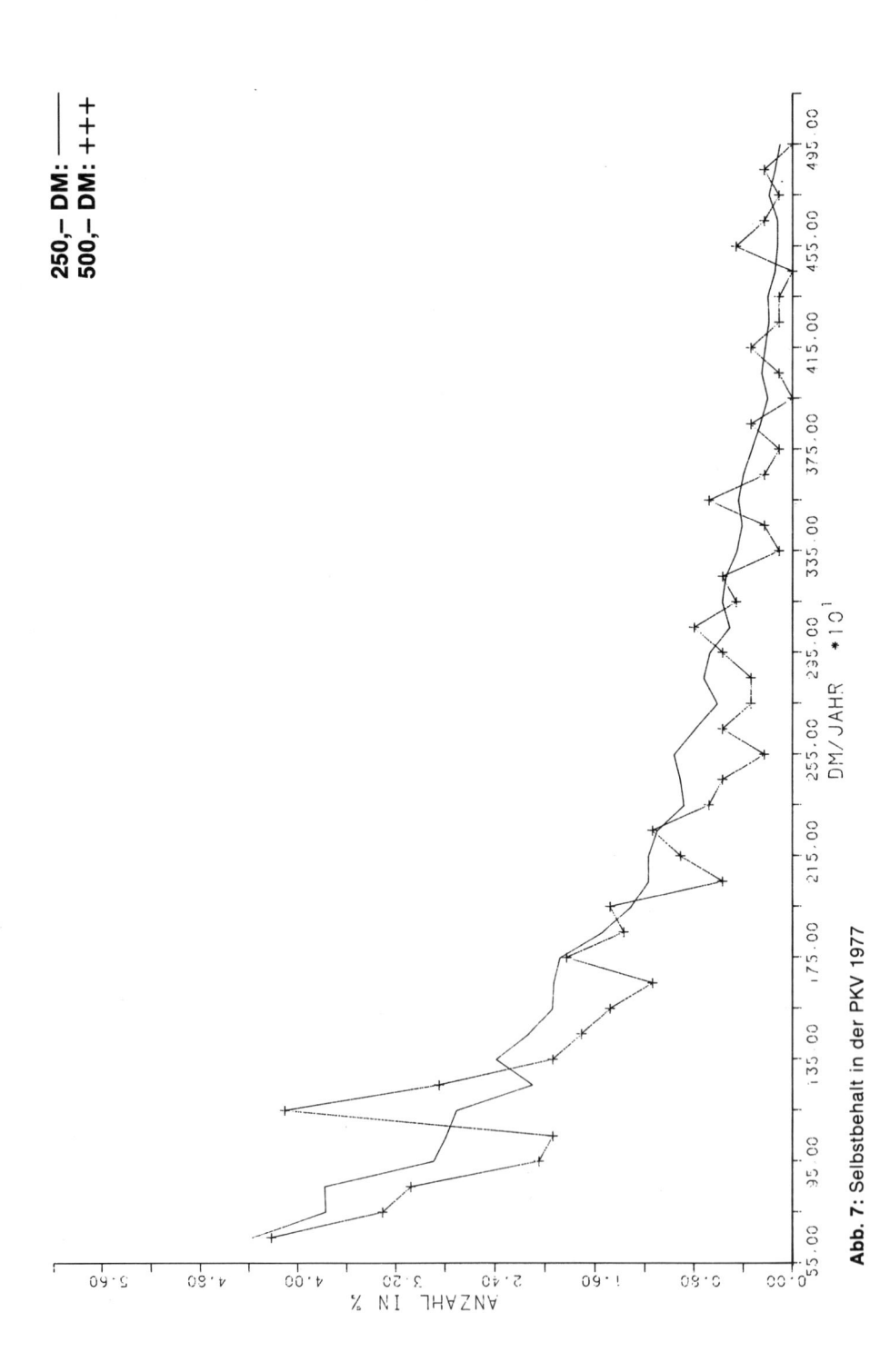

Abb. 7: Selbstbehalt in der PKV 1977

300,- DM: ———
600,- DM: +++

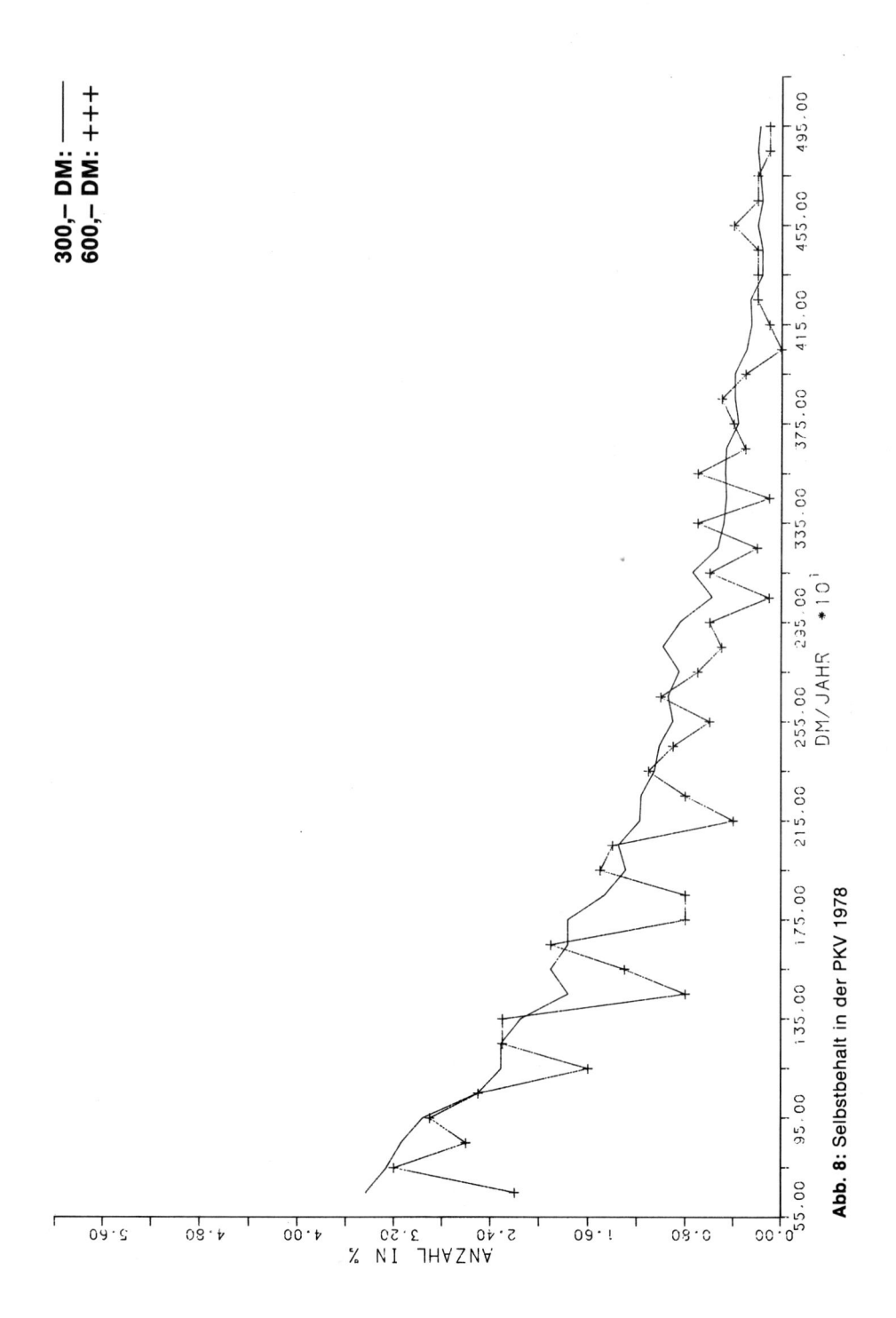

Abb. 8: Selbstbehalt in der PKV 1978

300,– DM: ──
600,– DM: +++

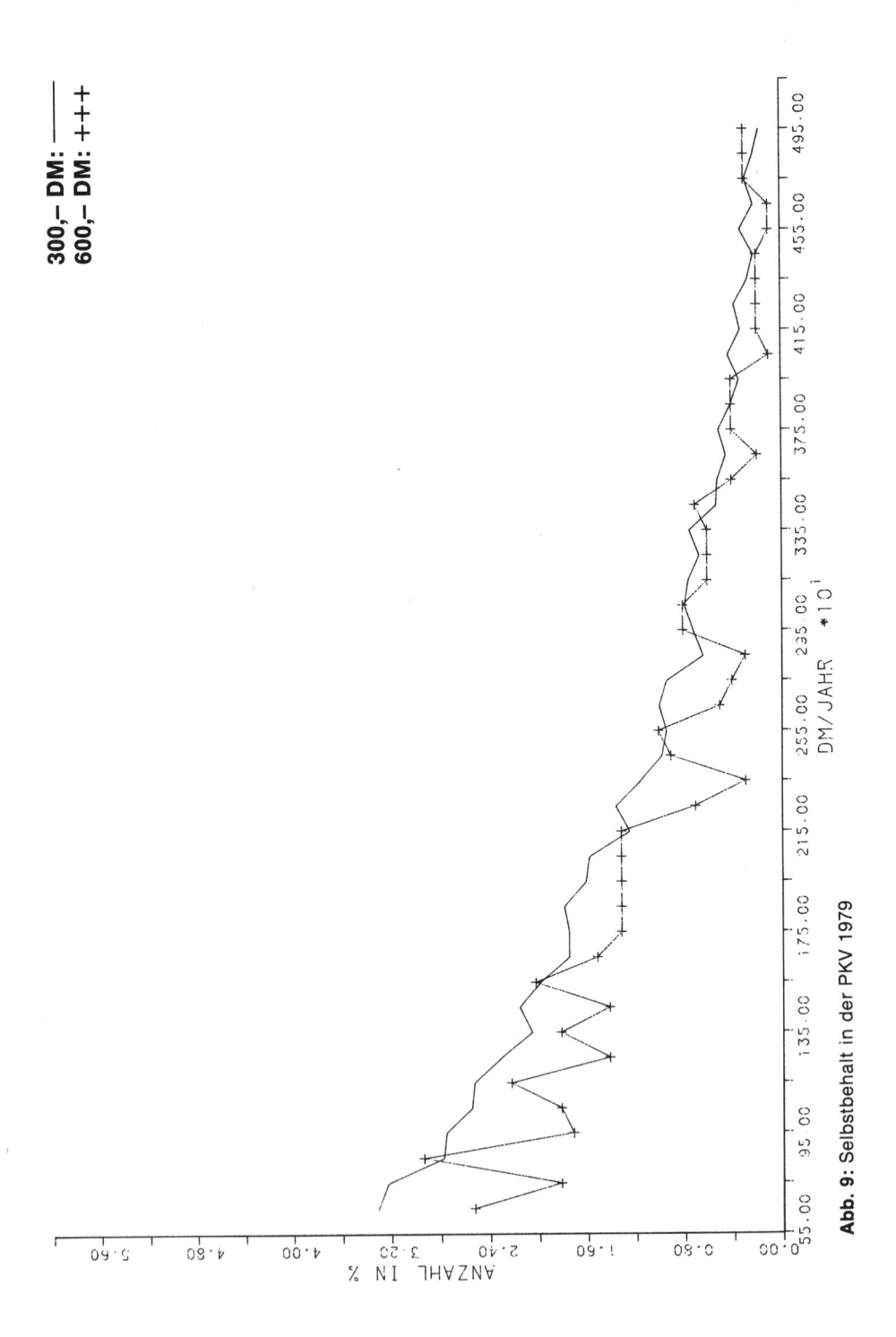

Abb. 9: Selbstbehalt in der PKV 1979

Bezüglich der über vier Jahre beobachteten absoluten Tarife ist besonders hervorzuheben, daß trotz des beachtlichen Rückgangs der Fallzahlen, in dem Intervall der Ausgaben über 600,– DM, die Durchschnittsausgaben der in diesem Bereich verbliebenen Patienten nicht mit gesunken sind. Bei Patienten, die die hier ausgewählte 600-DM-Grenze überschritten haben, wurden die Behandlungen im Zeitablauf also immer teurer.

Das Ergebnis deckt sich somit mit der Verhaltenshypothese, wie sie im theoretischen Teil dargestellt wurde. Bei Versicherten, die erst einmal den Selbstbehalt überschritten haben, besteht kein Anreiz mehr, die Nachfrage zu reduzieren. In diesem Fall erwartet man entsprechend der Preisentwicklung steigende Durchschnittsausgaben bei diesen Versicherten; dies wird durch die Beobachtung bestätigt. Werden trotz steigender Durchschnittsausgaben je Patient konstante oder sogar sinkende Fallzahlen im Zeitablauf beobachtet, deutet dies auf ein wachsendes Kostenbewußtsein bei den Versicherten hin, welches sich jedoch nur so lange auswirkt, bis der Selbstbehalt überschritten ist. Die Verteilung der Ausgaben über 600,– DM ist in den Abbildungen 6–9 dargestellt. Für jedes Beobachtungsjahr werden die relativen Verteilungen der Ausgaben der entsprechenden Selbstbehaltstarife paarweise wiedergegeben. Die Rohdaten wurden auf 100-DM-Intervalle geglättet.

Die oben bereits dargestellte Auseinanderentwicklung dieser beiden Selbstbehaltstarife in den vier Beobachtungsjahren wird in diesen Schaubildern sichtbar. Während sich die Kurven für das Jahr 1976 überlagern, liegt 1979 die Ausgabenverteilung der Versicherten mit dem hohen Selbstbehalt auf der gesamten Länge der Verteilung deutlich näher beim Ursprung als die Ausgabenverteilung der Versicherten mit dem niedrigeren Selbstbehalt.

Diese Schaubilder bestätigen damit, daß die – letztlich willkürliche – Wahl des nach oben offenen Intervalls ab 600,– DM zur Beurteilung der Ausgaben dem Problem angemessen ist. Verwendet man höhere Intervall-Untergrenzen, verschieben sich die oben berechneten Parameter der Relation nach nicht. Auf die Angabe entsprechender Werte soll daher verzichtet werden. Verschiebt man die Intervall-Untergrenze zum Ursprung hin, ändern sich die Ergebnisse der Relation nach ebenfalls nicht. Beim Vergleich der Ausgaben über 300,– DM kann natürlich der 500-/600-DM-Tarif nicht mehr berücksichtigt werden (Vgl. Tabellen 7 und 8).

Sieht man von den Wanderbewegungen zwischen den Tarifen ab, sind besonders zwei Beobachtungen hervorzuheben. Gemessen an der Entwicklung der Fallzah-

Tabelle 7: Versicherte mit Ausgaben über 300,– DM				
Jahr	Selbst- behalt	Zahl der Patienten absolut	in %	Ausgaben je Patient
1976	250,–	6 543	73,3	1 402,–
1977	250,–	7 692	68,3	1 518,–
1978	300,–	7 412	64,9	1 715,–
1979	300,–	6 676	67,0	1 913,–
1979	150,–	2 421	60,1	1 181,–

Tabelle 8: Versicherte mit Ausgaben über 312,50 DM				
Jahr	Selbst-behalt	Zahl der Patienten absolut	in %	Ausgaben je Patient
1977	20%	5 638	69,9	1 486,–
1978	20%	6 321	72,1	1 689,–
1979	20%	6 477	74,2	1 877,–
1980	20%	6 581	76,3	2 034,–

len zeigt sich ein Auseinanderdriften der über vier Jahre beobachteten absoluten Selbstbehaltstarife. Diese Entwicklung ist, da sich die Einflußgrößen, die zu einer Risikoentmischung beitragen, nur gering verändert haben, größtenteils auf Verhaltensanpassungen zurückzuführen, also dem dynamischen Effekt zuzuordnen. Ein Rückgang der Zahl der Patienten bedeutet jedoch nicht, daß auch die Behandlungskosten je Patient sinken. Diese sind vielmehr kontinuierlich gestiegen (Vgl. Tabelle 5). Dies bedeutet, daß die Ausgabenverteilungen beider Tarife sich im Zeitablauf vom Ursprung und damit von den niedrigen Ausgaben weg verschoben haben. Die Ausgaben je Patient stiegen in beiden Tarifen überraschend gleichmäßig. Bei den Versicherten mit niedrigerem Selbstbehalt wurde ein Anstieg von 1 740,– DM auf 2 214,– DM beobachtet, bei den anderen Versicherten von 1 618,– DM auf 2 159,– DM. Berücksichtigt man jedoch, daß bei den Patienten, deren Ausgaben eher früher als später die Direktbeteiligung in der Selbstbehaltsperiode übersteigen, der Anreiz „Selbstbehalt" keine Bedeutung mehr hat, und außerdem, daß der Patient im Falle einer ernsten Erkrankung sehr stark auf die Empfehlungen seines Arztes angewiesen ist, überrascht diese gleichmäßige Entwicklung in den beiden Tarifen nicht. In dem Anstieg spiegeln sich die steigenden Krankheitskosten wider.

Die Ergebnisse dieser ersten Messungen der bei der Versicherung erfaßbaren Daten stützen damit größtenteils die im theoretischen Teil abgeleiteten Hypothesen.

3.2.3 Der Einfluß der Altersstruktur auf die Ausgabenprofile

Während im letzten Abschnitt vor allem der Zusammenhang zwischen den Fallzahlen und Ausgaben diskutiert wurde, soll in diesem Abschnitt der Einfluß der Altersstruktur auf die Ausgabenprofile im Mittelpunkt stehen.

Der Einfluß des Alters auf die Ausgaben soll anhand des umfangreichen Datenmaterials gezeigt werden, das vom Zentralinstitut für die Kassenärztliche Versorgung in der Bundesrepublik Deutschland im Bereich Lindau erhoben wurde. Im 2. Quartal 1976 wurden die Inanspruchnahmen ärztlicher ambulanter Leistungen von ca. 48 000 Patienten in Lindau erfaßt.[17]

Der Einfluß des Alters auf die Verteilung der Ausgaben kann den folgenden Abbildungen entnommen werden (Abbildungen 10–13). Das Ausgabenprofil aller Pa-

---

[17] Vgl. *G. Brenner, J. Boese:* a.a.O., S. 58.

tienten wird jeweils zusammen mit den altersspezifischen Verteilungen wiedergegeben. Vier Altersklassen wurden zu diesem Zweck abgegrenzt:

0–14 Jahre
15–44 Jahre
45–60 Jahre
60 Jahre und älter.

10-DM-Intervalle wurden auf der Abszisse abgetragen. Die prozentuale Verteilung der Ausgaben wird auf der Ordinate wiedergegeben.

Ein Vergleich der Schaubilder zeigt, daß das Ausgabenprofil der etwa 45jährigen Patienten repräsentativ ist für die Verteilung der Ausgaben aller Patienten. Bei jüngeren Patienten verläuft die Verteilung deutlich linkssteiler als bei älteren Patienten. Je niedriger das Durchschnittsalter der Versicherten eines Tarifes ist, desto mehr Fälle werden sich im Bereich niedriger Ausgaben kumulieren. Umgekehrt wird die Verteilung der Ausgaben um so flacher verlaufen, je größer der Anteil der älteren Versicherten ist. Beide Verteilungskurven müssen sich demnach schneiden.

Wie im letzten Abschnitt dargestellt wurde, können zur Beurteilung der Wirkung absoluter Direktbeteiligungen nur die rechten Äste dieser Ausgabenverteilungen aus den Versicherungsdaten ermittelt werden. Je niedriger das Durchschnittsalter in einem Tarif ist, desto weniger Abrechnungsfälle sind dort zu erwarten (und umgekehrt). Dies muß bei der Beurteilung der Fallzahlen und durchschnittlichen Ausgaben berücksichtigt werden.

Einfacher als der Einfluß der Altersstruktur auf die Ausgabenprofile ist der Einfluß der Geschlechtszugehörigkeit zu beurteilen. Die durchschnittlichen Ausgaben für Frauen sind höher als diejenigen für Männer. Die größten Unterschiede bestehen zwischen Männern und Frauen mittleren Alters. Die Unterschiede werden mit zunehmendem Alter geringer.[18])

An dieser Stelle soll noch auf einen weiteren Zusammenhang hingewiesen werden. Die Frequenz, mit der ambulante Behandlungen in Anspruch genommen werden, ist u. a. durch das Alter bestimmt. Es ist anzunehmen, daß mit zunehmendem Alter in kürzeren Abständen Behandlungen notwendig werden. Der Anteil der Versicherten, der in einer Selbstbehaltsperiode von einem Jahr gar keine Leistungen in Anspruch nimmt, wird dann um so kleiner sein, je höher das Durchschnittsalter der Versicherten ist. Es kommen unterschiedliche Methoden in Frage, die dargestellten Einflußgrößen bei der Interpretation der Meßergebnisse zu berücksichtigen. Man könnte von vornherein nur Versicherte einer bestimmten Altersgruppe – eventuell noch nach Geschlechtern getrennt – auswählen und deren Nachfrageverhalten in verschiedenen Tarifen vergleichen. Hierfür käme die Altersgruppe der 40–45jährigen in Frage, da deren Ausgabenprofil weitgehend demjenigen aller Versicherten entspricht.

Eine weitere Möglichkeit wäre, die einzelnen Abrechnungsbeträge durch alters- und geschlechtsspezifische Gewichte zu „deflationieren". Entsprechende Gewichte werden vom Verband der privaten Krankenversicherung berechnet.[19]) Da

---

[18]) Vgl. Statistischer Teil, in: Die private Krankenversicherung, a.a.O., versch. Jahrgänge
[19]) Vgl. Statistischer Teil, in: Die private Krankenversicherung, a.a.O., versch. Jahrgänge

Alle Patienten: ———
0–14jährige: +++

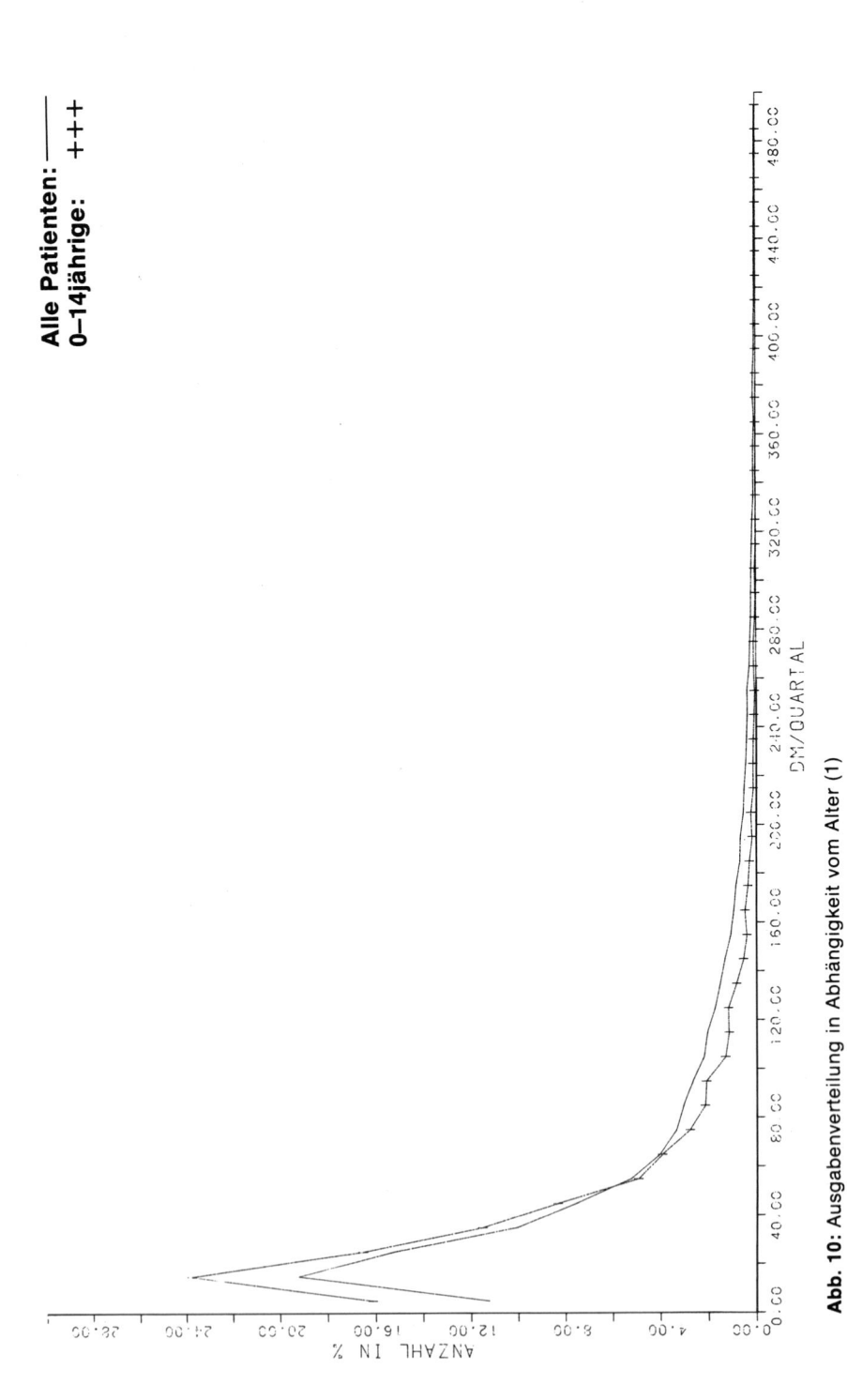

Abb. 10: Ausgabenverteilung in Abhängigkeit vom Alter (1)

50

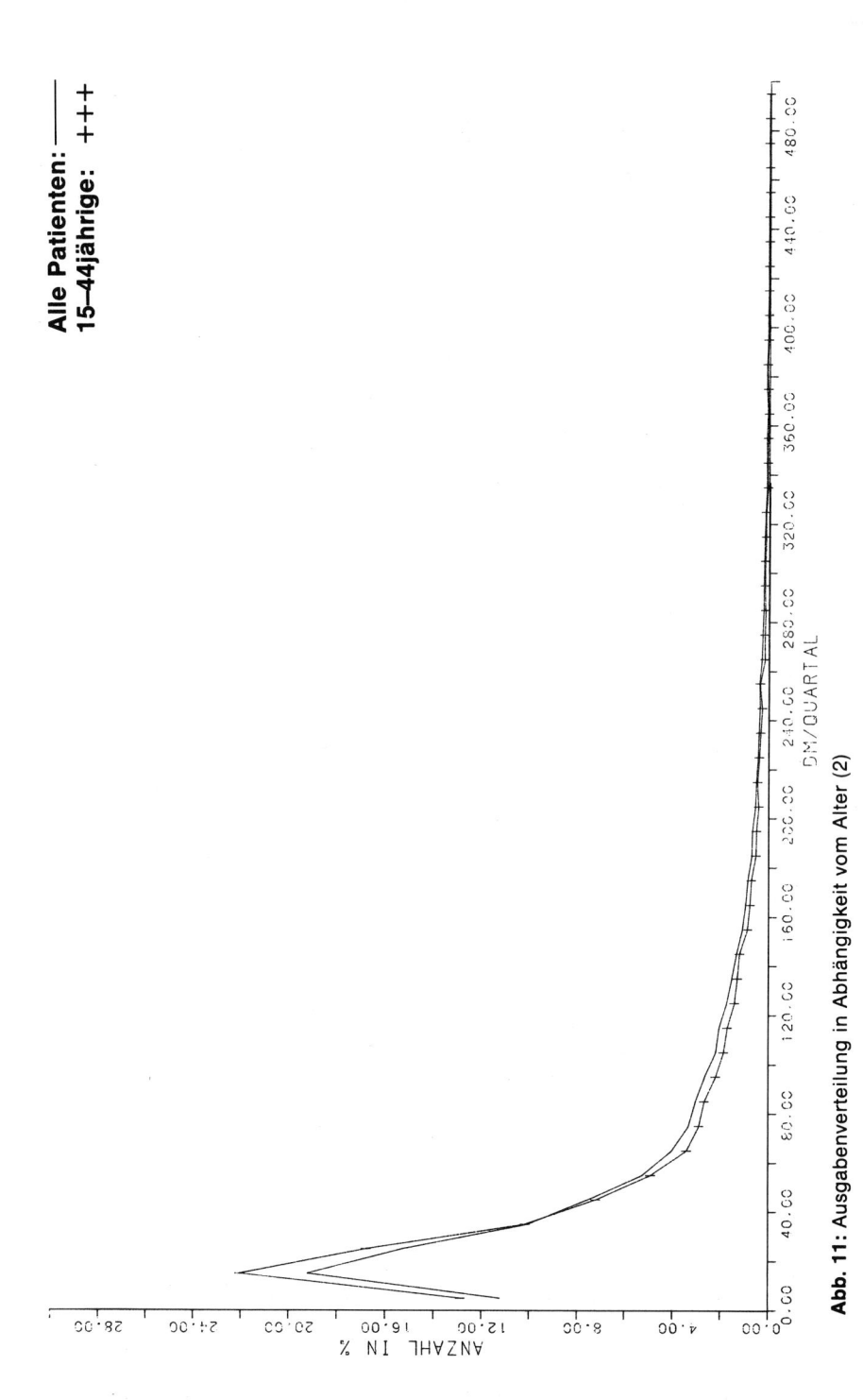

Abb. 11: Ausgabenverteilung in Abhängigkeit vom Alter (2)

Alle Patienten: ———
45–64jährige: +++

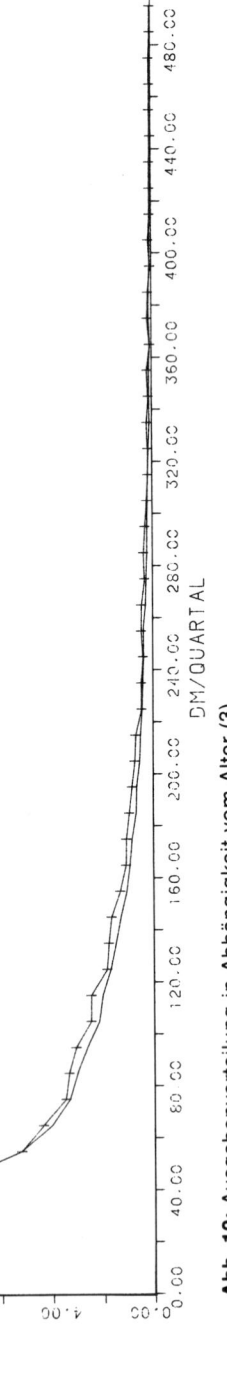

Abb. 12: Ausgabenverteilung in Abhängigkeit vom Alter (3)

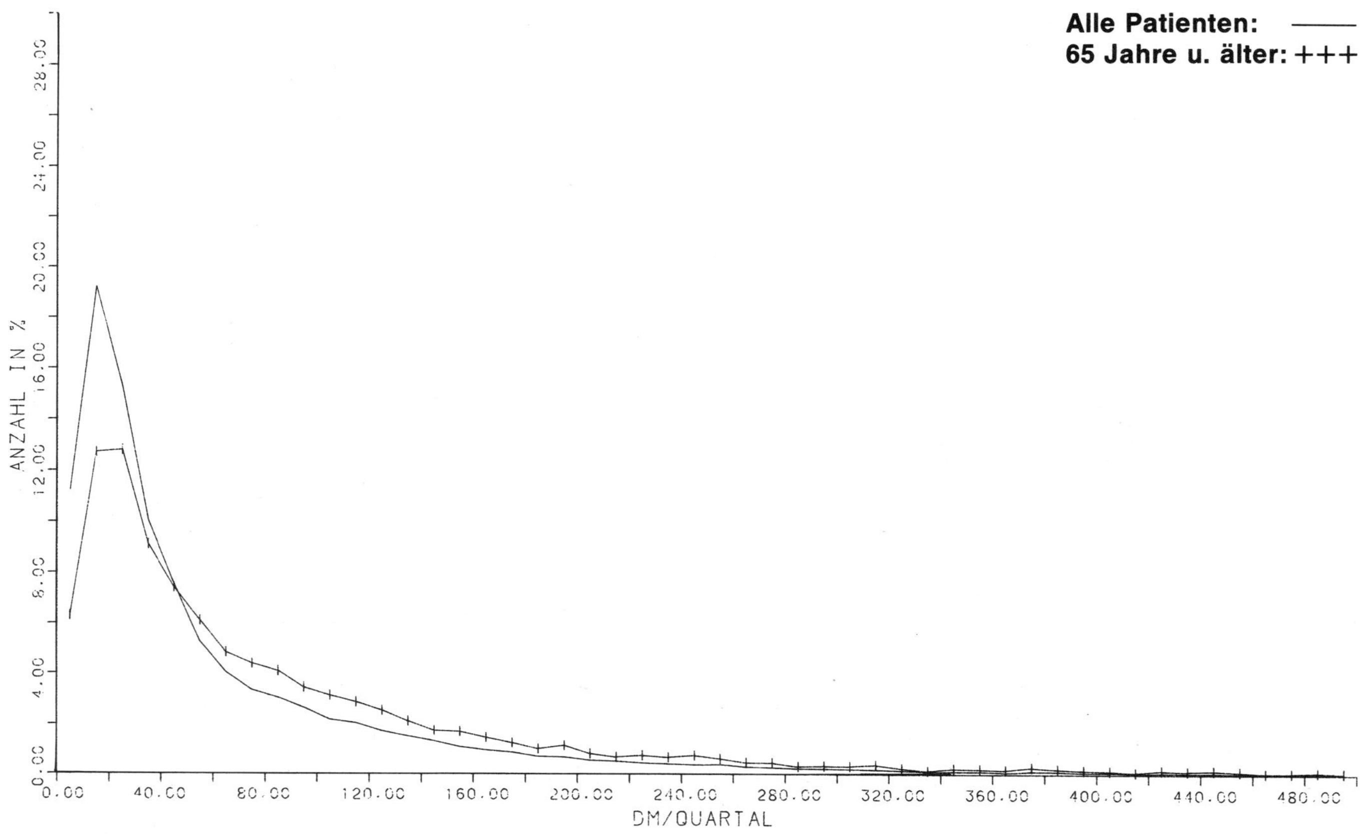

Alle Patienten: ———
65 Jahre u. älter: +++

Abb. 13: Ausgabenverteilung in Abhängigkeit vom Alter (4)

beispielsweise die durchschnittlichen Ausgaben für ältere Frauen bei der hier untersuchten Versicherung entgegen den Angaben des Verbandes niedriger sind als die Ausgaben gleichaltriger Männer, wären durch dieses Verfahren die korrigierten Daten in nicht bekanntem Maße verzerrt worden. Die Wirkung der Direktbeteiligung könnte dann zwar in DM-Beträgen ausgedrückt werden, mit einer solchen Scheingenauigkeit ist jedoch niemandem gedient. Aus diesen Gründen soll bei der Interpretation der Meßergebnisse nur die Wirkungsrichtung der Einflußgrößen berücksichtigt werden.

Zuerst soll der 250-/300-DM-Tarif mit dem 500-/600-DM-Tarif verglichen werden. Diese beiden Tarife haben sich dem Durchschnittsalter nach angenähert. Während in dem 250-/300-DM-Tarif sowohl das Durchschnittsalter der Männer als auch der Frauen sich erhöht hat, war es bei dem anderen Tarif umgekehrt. Im letzten Beobachtungsjahr waren letztere trotzdem noch ungefähr ein Jahr älter.

Das Auseinanderdriften in den Fallzahlen während der vier Beobachtungsjahre kann somit nicht vollständig den Verhaltensanpassungen zugerechnet werden. Angesichts der leichten Verschiebung zugunsten des höheren Selbstbehaltstarifs ist der eigentliche dynamische Effekt etwas geringer zu veranschlagen. Auch der Rückgang des Anteils der Frauen in diesem Tarif gegenüber dem geringen Anstieg bei dem mit mittlerem Selbstbehalt wirkt in die gleiche Richtung. Das höhere Durchschnittsalter der Versicherten mit hohem Selbstbehalt und die relativ geringen Verschiebungen in den Risikokomponenten sind ein Indiz dafür, daß das Auseinanderdriften nicht annähernd auf die Verschiebungen nach Alter und Geschlecht zurückgeführt werden kann. Die den Verhaltensanpassungen zuzuordnende Wirkung ist jedoch etwas geringer zu veranschlagen als im letzten Abschnitt ausgewiesen.

Vergleicht man den 150-DM-Tarif mit den beiden ersten, fällt der deutlich höhere Anteil der Männer und der relativ jungen Versicherten auf. Beides macht diesen Tarif günstiger. Es könnte deshalb trotz extensiver Nachfrage infolge des niedrigen Selbstbehalts der Nettoeffekt bezüglich Fallzahlen und Durchschnittsausgaben durch den günstigen Versicherten-Bestand überkompensiert werden. Die Meßergebnisse können folglich weder die theoretisch abgeleiteten Hypothesen stützen noch widerlegen.

Bei dem prozentualen Selbstbehaltstarif muß man wegen des hohen Durchschnittsalters viele hohe Abrechnungsfälle erwarten. Dies wird durch die Beobachtung bestätigt. Dieses Ergebnis trägt demnach ebenfalls nicht zur Trennung von Risikoentmischung und Verhaltensanpassung bei.

An dieser Stelle soll noch einmal auf das Phänomen hingewiesen werden, daß der neu eingeführte 150-DM-Tarif insbesondere von jungen Leuten gewählt wurde. Dies kann auf eine Risikoscheu hinweisen, was zum Bevorzugen einer Quasi-Vollversicherung führt. Wenn man sich schon für einen Selbstbehaltstarif entscheiden muß, weil kein Vollversicherungstarif angeboten wird, wählt man denjenigen mit der geringsten Eigenbeteiligung und damit die geringste Unsicherheit. Dafür nimmt man hohe Versicherungsbeiträge in Kauf. Ebenso kann das von der Gesetzlichen Krankenversicherung gewohnte Vollversicherungsprinzip dazu führen, daß dem Gut „Gesundheit" ein besonderer Status zugewiesen wird, der sich auch beim Wechsel zu einer privaten Versicherung zeigt.

Bei dieser Argumentation ist jedoch ein entscheidender Einflußfaktor bei der Wahl eines Versicherungstarifs nicht berücksichtigt. Sofern es sich bei den Versicherten um Angestellte handelt, haben diese Anspruch auf den Arbeitgeberanteil an den monatlichen Beiträgen. Zu den Ausgaben, die durch den Selbstbehalt eventuell entstehen, erhält der Versicherte jedoch keinen Zuschuß. Die Arbeitgeberbeiträge machen Selbstbehaltstarife für Arbeitnehmer weniger attraktiv. Insofern treten bei der Wahl eines Versicherungstarifs Verzerrungen auf, wie sie sich in den Meßergebnissen widerspiegeln. Die Beobachtungen bei den ausgewählten Versicherungstarifen stehen also nicht im Widerspruch zu den theoretischen Prognosen. Es konnten Indizien für eine Verhaltensanpassung bei hoher Direktbeteiligung gefunden werden. Somit erscheint dringend geboten, die Ergebnisse auf einer breiteren Datenbasis zu kontrollieren. Wie gezeigt wurde, ist dies anhand der bei den einzelnen Versicherungsunternehmen verfügbaren Daten ohne allzu großen Aufwand möglich.

Zu einer abschließenden Beurteilung der Wirkungen der absoluten Direktbeteiligung müssen natürlich auch die nicht bei der Versicherung abrechnenden Personen berücksichtigt werden. Darauf soll im nächsten Abschnitt eingegangen werden.

3.3 Die Erfassung der Ausgaben von nicht bei der Versicherung abrechnenden Patienten

3.3.1 Die Erfassungsmethoden

Anhand der Daten der Privaten Krankenversicherung kann nur das Verhalten derjenigen Versicherten beobachtet werden, die bei der Versicherung Rechnungsbelege einreichen. Dabei handelt es sich fast ausschließlich um Versicherte, deren Ausgaben den Selbstbehalt überschreiten. Nur ein geringer Teil der Versicherten, die mit ihren Ausgaben unterhalb ihres Selbstbehalts bleiben, reichen ihre Rechnungen ein. Über das Nachfrageverhalten eines großen Teils der Versicherten hat die Krankenversicherung also keine Informationen. Zur Beurteilung der Wirkung der absoluten Direktbeteiligung ist es jedoch unerläßlich, das Nachfrageverhalten gerade dieser Versicherten zu ermitteln, denn nur bei diesen Versicherten kann erwartet werden, daß die Marktpreise für ambulante medizinische Leistungen ihre Funktion der Nachfragesteuerung voll erfüllen.

Könnte man dieselben Versicherten auch unter Vollversicherungsbedingungen beobachten, wäre es möglich, die theoretisch prognostizierten Nachfragereduktionen unter quasi-experimentellen Bedingungen zu messen. Für das Nachfrageverhalten von Vollversicherten stellen die Preise der medizinischen Leistungen kein direktes Steuerungsinstrument dar. Würde der Vollversicherungstarif in einen Tarif mit absoluter Direktbeteiligung umgewandelt werden, müßten diese Versicherten, sofern die Summe der Rechnungsbeträge in einer Periode niedriger als die Direktbeteiligung ist, für die ambulanten medizinischen Leistungen die tatsächlichen Marktpreise entrichten. In diesem Fall könnte man Änderungen des Nachfrageverhaltens dem Preismechanismus zurechnen, sofern sich die sonstigen Einflußfaktoren auf die Nachfrage gar nicht oder nur geringfügig geändert haben.

Eine solche „direkte" Ermittlung kann jedoch nicht durchgeführt werden. Es sind keine Statistiken über die Änderungen des Nachfrageverhaltens ehemals Vollversicherter, die in einen Selbstbehaltstarif gewechselt haben, zugänglich, auf deren Grundlage die Effekte der Kostenbeteiligung angemessen zu beurteilen wären. Verhaltensanpassungen, die eigentlich im Zeitablauf auftreten, können gegenwärtig nur durch den Vergleich verschiedener Gruppen von Versicherten zu einem bestimmten Zeitpunkt beschrieben werden.

Da zu erwarten ist, daß die Versicherten in einem absoluten Selbstbehaltstarif nur zum Teil durch die Direktbeteiligung zu einer Nachfragereduktion veranlaßt werden, kann man versuchen, deren Verhalten in Relation zum Verhalten der übrigen Versicherten dieses Tarifs zu setzen. Eine weitere Möglichkeit ergibt sich aus dem Vergleich des Verhaltens der „sparsamen" Versicherten der absoluten Tarife mit vergleichbaren Gruppen in anderen Tarifen.

Wegen der formalen Ausgestaltung der absoluten Selbstbehalte ist nur das Nachfrageverhalten bezüglich abgeschlossener Selbstbehaltsjahre von Interesse. Genaue Angaben über ambulante Behandlungen können nur innerhalb von zwei Wochen nach einer solchen Behandlung erwartet werden, während bei stationären Behandlungen Auskünfte über das zurückliegende Jahr als zuverlässig angesehen werden können.[20] Anhand einer Befragung ist es beispielsweise unmöglich, Zeitpunkt, Art und Preis für einzelne ambulante Behandlungen selbst für eine gerade zurückliegende Selbstbehaltsperiode hinreichend genau zu ermitteln.

Da die privat Versicherten ihre Rechnungsbelege auch noch nach Ablauf der jeweiligen Selbstbehaltsperiode einreichen können, ist wenigstens zu erwarten, daß sie ungefähr über ihre Ausgaben in dem gerade abgelaufenen Jahr Bescheid wissen. Falls also nur eine Befragung von Versicherten zum Ermitteln der interessierenden Informationen in Frage kommt, muß diese so bald wie möglich nach Ablauf eines Selbstbehaltsjahres durchgeführt werden, und sie muß sich auf relativ grobe Auskünfte beschränken. Eine Befragung zu Beginn des Jahres 1982 kann folglich nur die Ausgaben des Jahres 1981 betreffen.

Zum Erfassen des Ausgabenverhaltens der Versicherten, die ihren Selbstbehalt nicht ausschöpfen, kam praktisch nur die Erhebung direkt bei den betreffenden Versicherten in Frage. Zu diesem Zweck müssen in einem ersten Schritt diejenigen Versicherten in den absoluten Selbstbehaltstarifen ermittelt werden, die in der Bezugsperiode keine Rechnungen bei der Versicherung eingereicht haben. Bei diesen Personen war die Nachfrage nach ambulanten Behandlungen zu ermitteln.

Damit war es notwendig, die Grundgesamtheit, aus der die Stichprobe gezogen werden sollte, möglichst genau abzugrenzen. Zum Vergleich der Ausgabenverteilungen wurden bis jetzt sämtliche Abrechnungsbelege, die zum Zeitpunkt der Zahlung registriert wurden, den Leistungsperioden zugerechnet. Aus diesem Grund konnten nur die Ausgabenprofile bis einschließlich 1979 im Rahmen dieser Studie ermittelt werden. Die Befragung mußte so bald wie möglich nach Ablauf des für die Erhebung ausgewählten Selbstbehaltsjahres durchgeführt und ausgewertet werden. Zum Erhebungszeitpunkt war eine periodengerechte Zuordnung der Leistungen noch nicht möglich. Um die Grundgesamtheit, aus der die Stich-

---

[20] Vgl. *J. P. Acton:* „Nonmonetary factors in the demand for medical services", in: Journal of Political Economy, 83/1975, S. 600.

probe für die Befragung gezogen wurde, zu bestimmen, mußten daher die zum Abrechnungszeitpunkt registrierten Belege verwendet werden. Dies hat zur Folge, daß unter den für 1981 ausgewiesenen Leistungsempfängern auch solche erfaßt sind, die die Leistungen für Inanspruchnahmen im Jahr 1980 erhielten. Andererseits sind diejenigen Versicherten nicht erfaßt, die erst 1982 Rechnungen für 1981 einreichten. Da die beiden Effekte sich gegenseitig mehr oder weniger kompensieren, hat dieser Aspekt nur eine marginale Bedeutung. Eine Kontrollrechnung wäre zu einem späteren Zeitpunkt möglich.

Für die Befragung konnten Nichteinreicher aus den Tarifen mit mittlerem und hohem Selbstbehalt ausgewählt werden. Dabei ist zu beachten, daß der mittlere Selbstbehalt zwischenzeitlich auf 350,– DM erhöht wurde.

Die durchschnittliche Zahl der Versicherten in den ausgewählten Selbstbehaltstarifen kann der Tabelle 9 entnommen werden. Die Abnahme der Versichertenzahl in dem 350-DM-Tarif ist darauf zurückzuführen, daß der Tarif inzwischen geschlossen wurde, d. h., neu zu Versichernde konnten diesen Tarif nicht mehr wählen. 1981 erhielten ca. 73% der Versicherten in diesem Tarif Leistungen durch die Versicherung. Im zweiten Tarif liegt der Anteil wegen des höheren Selbstbehalts bei ca. 47%.

Neben den Leistungsempfängern wurden solche Versicherte registriert, die ihre Abrechnungsbelege einreichten, allerdings keine Erstattung erhielten (Leistungsfreie). Darunter fielen weitere 10% bzw. 12% der Versicherten. Über das Nachfrageverhalten von ca. 1500 Versicherten mit 350,– DM Direktbeteiligung und ca. 400 Versicherte mit 600,– DM hat die Versicherung keine Informationen. Aus diesen Personenkreisen mußte jeweils eine Stichprobe gezogen werden (Vgl. Tabelle 9).

Tabelle 9: Verteilung der Versicherten in ausgewählten Tarifen (1981)				
	Selbstbehalt 350,– DM		Selbstbehalt 600,– DM	
	Anzahl	%	Anzahl	%
Versicherte	8 514	100,0	1 016	100,0
Nicht-Einreicher	1 462	17,2	419	41,2
Leistungsfreie	813	9,6	120	11,8
Leistungsempfänger	6 239	73,3	477	47,0

Anhand dieser Stichproben wurde erstens ermittelt, wie groß die Anteile der Versicherten ohne Inanspruchnahme ambulanter Leistungen sind und zweitens wurden, unter Hinzuziehen der erstattungsfreien Einreicher, die Ausgaben in den Intervallen (1,– bis 300,– DM) resp. (1,– bis 600,– DM) geschätzt.

3.3.2 Änderungen der Nachfrage bei den nicht abrechnenden Versicherten

Im 300-DM-Selbstbehaltstarif ist das Nachfrageverhalten nach ambulanten medizinischen Leistungen von knapp 30% der Versicherten bei der Versicherung nicht erfaßbar. In dem 600-DM-Tarif handelt es sich um gut 50% der Versicherten.

Etwa 200 Versicherte in dem 300-DM-Tarif und ungefähr 100 Versicherte in dem 600-DM-Tarif wurden mittels eines Fragebogens befragt. Dadurch sollte einmal der Anteil der Versicherten geschätzt werden, die keine ambulanten Behandlungen nachfragten. Dieser Anteil ist – gemäß der theoretischen Vorhersage – höher als bei Vollversicherten. Zusätzlich muß dieser Anteil mit steigendem Selbstbehalt wachsen, sofern sich Verhaltensanpassungen durch die Direktbeteiligung einstellen. Da solche Verhaltensanpassungen (dynamischer Effekt) bei den **abrechnenden** Versicherten des Tarifs mit 600-DM-Selbstbehalt beobachtet werden konnten, ist zu erwarten, daß auch die nicht gegenüber der Versicherung abrechnenden Personen in ihrer Nachfrage zurückhaltender waren. Bei dieser Versicherungsgruppe ist anzunehmen, daß der Anteil der Versicherten ohne Behandlung vergleichsweise hoch ist.

Weiterhin wurden bei den Versicherten mit Behandlungen, soweit dies über einen Fragebogen möglich ist, die Ausgaben ermittelt.[21] Hinlänglich zuverlässige Angaben konnten nur für die zurückliegende Selbstbehaltsperiode erwartet werden. Die Fragebogenaktion wurde zu Beginn des zweiten Quartals 1982 durchgeführt, da erfahrungsgemäß bis zu diesem Zeitpunkt bereits der weitaus größte Teil der Rechnungen für die zurückliegende Selbstbehaltsperiode eingereicht ist. Die Anschriften der nicht Einreichenden wurden aus einer als repräsentativ für den gesamten Versichertenbestand anzunehmenden Region ausgewählt. Der Rücklauf der Fragebogen betrug in beiden Gruppen ziemlich genau 50%.

Da die Grundgesamtheit der nicht einreichenden Versicherten annähernd bekannt war, konnte anhand der Antworten der Befragten die Zahl der Behandlungsfreien und die Verteilung der Behandelten auf verschiedene Ausgabenintervalle geschätzt werden.

Die aus der Befragung ermittelten Verteilungen der nicht abrechnenden Versicherten auf unterschiedliche Ausgabenintervalle wird in Tabelle 10 wiedergegeben.

Tabelle 10: Verteilung der Versicherten in den Stichproben (1981)					
Ausgaben	Selbstbehalt 350,– DM		Ausgaben	Selbstbehalt 600,– DM	
	Anzahl	%		Anzahl	%
0	37	54,4	0	23	48,9
1–100	6	8,8	1–200	8	17,0
101–200	11	16,2	201–400	11	23,4
201–300	9	13,2	401–600	5	10,6
301–	5	7,5	601–	0	0,0
Gesamt	68	100,0		47	100,0

---

[21] Anlage A 2; Fragen zu der subjektiven Beurteilung der eigenen Verhaltensweisen der Befragten angesichts der absoluten Selbstbeteiligung hatten ausschließlich die Funktion, von den eigentlich interessierenden Fragen bezüglich der Ausgaben abzulenken.

Tabelle 11: Geschätzte Anteile und Ausgaben der nicht abrechnenden Versicherten (350-DM-Selbstbehalt) 1981

Intervall	Anzahl	Anteil	Ausgaben
0	796	9,4	0
1–100	129	1,5	6 450
101–200	236	2,8	35 400
201–300	193	2,3	48 250
301–	107	1,3	:
Gesamt	1 461	17,2	90 100

Tabelle 12: Geschätzte Anteile und Ausgaben der nicht abrechnenden Versicherten (600-DM-Selbstbehalt) 1981

Intervall	Anzahl	Anteil	Ausgaben
0	205	20,2	0
1–200	71	7,0	7 100
201–400	98	9,7	29 400
401–600	45	4,4	22 500
601–	0	0,0	:
Gesamt	419	41,2	59 000

Daraus wurden unmittelbar die Anteile und Ausgaben der nicht abrechnenden Versicherten in den beiden Selbstbehaltstarifen bestimmt (Tabellen 11 und 12). Diesen Tabellen ist zu entnehmen, daß im 600-DM-Tarif der Anteil der behandlungsfreien Versicherten mehr als doppelt so hoch liegt wie im 350-DM-Tarif. Während im ersten Fall ca. 20% der Versicherten gar keine ambulanten medizinischen Leistungen in Anspruch nahmen, waren es in dem anderen Tarif weniger als 10%.

Dabei sind deutliche Unterschiede in bezug auf das Durchschnittsalter der befragten leistungsfreien Versicherten zu berücksichtigen. Während die Befragten des mittleren Selbstbehaltstarifs im Schnitt 41 Jahre alt waren, lag das Durchschnittsalter in der zweiten Gruppe deutlich höher, diese Personen waren im Schnitt 50 Jahre alt. Der Anteil der Frauen unter den Befragten betrug beim mittleren Selbstbehalt 33,3% und beim hohen Selbstbehalt 27,1%.

Bei jüngeren Versicherten ist unter sonst gleichen Bedingungen eine niedrigere Frequenz an ambulanten Behandlungen und folglich je Selbstbehaltsperiode ein höherer Anteil an Versicherten zu erwarten, die ohne Behandlung bleiben. Da der Anteil der Versicherten mit hohem Selbstbehalt trotz des höheren Durchschnittsalters doppelt so groß ist wie in dem anderen Tarif, ist dies ein weiteres Indiz für die Wirksamkeit der Direktbeteiligung. Nach den theoretischen Überlegungen war dieses Ergebnis zu erwarten. Bei höherem Selbstbehalt nimmt der Anteil der Versicherten zu, die ganz auf eine Behandlung verzichten, da sie eine anderweitige Verwendung ihres Geldes höher einschätzen. Daneben reagieren ältere Menschen anscheinend elastischer auf die Kostenbeteiligung und sind eher bereit, auf vergleichsweise billige und damit in der Regel weniger wichtige Behandlungen zu verzichten.

Im nächsten Schritt ist zu prüfen, ob eine größere Zahl von Versicherten mit absolutem Selbstbehalt ganz auf Behandlungen verzichten als Versicherte, die Leistungen quasi unter Vollversicherungsbedingungen nachfragen. Dafür ist der Tarif mit 20% Direktbeteiligung besonders gut geeignet, da die finanzielle Belastung bei vergleichsweise niedrigen Behandlungskosten nahezu bedeutungslos ist. Insofern kann man davon ausgehen, daß diese Versicherten auch relativ unbedeutende Behandlungen mit geringem Nutzen in Anspruch nehmen, sich also ähnlich verhalten wie vollversicherte Personen.

Tabelle 13: Verteilung der Versicherten auf ausgewählte Intervalle						
	prozent. Selbstbehalt (20%)				abs. Selbstb.	
Jahr:	1977	1978	1979	1980	350,– 1981	600,– 1981
Ausgaben	prozentuale Anteile:					
0	5,8	7,2	8,1	7,3	9,3	:
1–300	24,3	20,7	17,7	16,4	14,5	:
301–	69,9	72,1	74,2	76,3	76,2	:
0	5,8	7,2	8,1	7,3	:	20,2
1–600	41,5	36,0	31,6	29,3	:	32,9
601–	52,7	56,8	60,3	63,4	:	46,9

Wie man Tabelle 13 entnehmen kann, hat sich im 20%-Tarif zwischen 1977 und 1980 der Anteil der Versicherten ohne Behandlung nicht wesentlich geändert. Bei den Versicherten mit Behandlung ist jedoch eine deutliche Verschiebung zu höheren Ausgaben zu beobachten. Man kann insofern davon ausgehen, daß dieser Trend sich auch 1981 fortgesetzt hat. Bezüglich des Anteils der behandelten Versicherten mit Ausgaben bis ca. 300,– DM zeigt sich zwischen dem 350- DM- und dem 20%-Tarif kein großer Unterschied. Jedoch waren alle zwischen 1977 und 1980 beobachteten Anteile der Behandlungsfreien des 20%-Tarifs niedriger als in dem 350-DM-Tarif. Dies weist auf eine – wenn auch schwache – Wirkung des Preisanreizes bei Versicherten des 350-DM-Tarifs hin. Hätte man das Verhalten dieser Versicherten mit dem Verhalten in einer wirklichen Vollversicherung (0% Selbstbehalt) vergleichen können, wären die meßbaren Verhaltensunterschiede wahrscheinlich deutlicher gewesen. Der Unterschied gegenüber dem 600-DM-Tarif ist, wie zu erwarten, sehr deutlich ausgeprägt.

Demnach zeigt sich – wie schon in den vorhergehenden Abschnitten – bei den Versicherten mit hohem Selbstbehalt ein besonders sparsames Verhalten. Außerdem scheint den langfristigen Verhaltensanpassungen der Versicherten an die Kostenbeteiligung eine größere Bedeutung beizumessen zu sein als den unmittelbaren Wirkungen der Preiskomponente.

3.3.3 Die Ausgaben der leistungsfreien Versicherten

Um die Ableitungen zu vervollständigen, ist auch das Ausgabenverhalten der leistungsfreien Versicherten zu bestimmen. Wenn nur die Versicherten unterhalb des Selbstbehalts ihre Nachfrage einschränken, müßten deren Gesamt- und Durchschnittsausgaben sinken. In diesem Fall könnte durch einen Vergleich von leistungsfreien Versicherten mit absolutem Selbstbehalt und entsprechenden Gruppen von Versicherten mit keinem oder nur einem unbedeutenden prozentualen Selbstbehalt auf die Wirksamkeit der absoluten Direktbeteiligung geschlossen werden. Da jedoch beobachtet wurde, daß im Zeitablauf der Anteil der Versicherten, deren Ausgaben den jeweiligen Selbstbehalt überstiegen, zurückgegangen ist, müssen diese bei den leistungsfreien Versicherten wieder aufgetaucht sein. Die Gesamtausgaben der leistungsfreien Versicherten müßten daher gestiegen sein, weil sich ihre Zahl erhöht hat. Dies gilt allerdings nur, wenn nicht gleichzeitig auch die Zahl der Versicherten ohne Behandlung entsprechend angewachsen ist. Folglich ist selbst dann ein weiteres Indiz für Einsparwirkungen als Folge der absoluten Direktbeteiligung gefunden, wenn diese Gesamtausgaben nicht höher sind als bei vergleichbaren Versicherten in Tarifen ohne absolute Direktbeteiligung.

Um die Gesamtausgaben aller leistungsfreien Versicherten bestimmen zu können, mußten einmal die Angaben zu den Ausgaben in den Fragebögen auf die Gesamtzahl der Nicht-Einreicher hochgerechnet (Vgl. Tabellen 11 und 12) und zusätzlich die Ausgaben der leistungsfreien Einreicher berücksichtigt werden. Unabhängig von der Stichprobenerhebung ermittelte die Privatversicherung diejenigen Mitglieder, die Rechnungen eingereicht hatten, für die jedoch keine Versicherungsleistungen gezahlt wurden. Die geschätzten Anteile und Ausgaben derjenigen Versicherten, die ihre Rechnungsbelege eingereicht hatten, aber keine Leistungen von der Versicherung erhielten, sind in den Tabellen 14 und 15 zusammengefaßt.

Es konnte eine große Zahl von Versicherten des 350,– DM-Tarifs beobachtet werden, deren Ausgaben den Selbstbehalt überstiegen, die aber auf eine Leistungserstattung verzichteten. Diese Versicherten erhielten sich ihren Anspruch auf Beitragsrückerstattung in Höhe von drei Monatsprämien. Bei den Versicherten des 600-DM-Tarifs konnte weder in der Stichprobe noch bei den leistungsfreien Einreichern jemand beobachtet werden, der von dieser Möglichkeit Gebrauch gemacht hätte. Obwohl die Prämienrückerstattung in diesem Tarif wegen der vergleichsweise niedrigeren Monatsbeiträge geringer ausfallen, gibt es doch eine

Tabelle 14: Geschätzte Anteile und Ausgaben der leistungsfreien Einreicher (350,– DM-Selbstbehalt) 1981			
Intervall	Anzahl	Anteil	Ausgaben
1–100	245	2,9	10 933,–
101–200	230	2,7	34 377,–
201–300	199	2,3	47 876,–
301–	138	1,6	50 449,–
Gesamt	813	9,5	143 635,–

Tabelle 15: Geschätzte Anteile und Ausgaben der leistungsfreien Einreicher (600,- DM-Selbstbehalt) 1981

Intervall	Anzahl	Anteil	Ausgaben
1–200	69	6,8	5 090,–
201–400	28	2,8	8 902,–
401–600	23	2,4	11 535,–
601–	0	0,0	0,–
Gesamt	120	11,9	25 527,–

Tabelle 16: Geschätzte Ausgaben aller Versicherten, die 1981 keine Erstattung erhielten (350,- DM-Selbstbehalt)

Ausgaben-Intervall	Versicherte Anzahl	%	geschätzte Ausgaben
Gesamt	8 514	100,0	
0	796	9,3	0,–
1–100	374	4,4	17 400,–
101–200	466	5,5	69 800,–
201–300	392	4,6	96 150,–
301–	245	2,9	:
0–300	2 038	23,8	183 350,–

Tabelle 17: Geschätzte Ausgaben aller Versicherten, die 1981 keine Erstattung erhielten (600,- DM-Selbstbehalt)

Ausgaben-Intervall	Versicherte Anzahl	%	geschätzte Ausgaben
Gesamt	1 016	100,0	
0	205	20,2	0,–
1–200	140	13,8	12 200,–
201–400	126	12,4	38 300,–
401–600	68	6,7	34 000,–
601–	0	0,0	:
0–600	539	53,1	84 500,–

Anzahl Versicherter, die sich unter finanziellen Aspekten irrational verhalten haben. Dies ist ein weiterer Hinweis dafür, daß erst bei merklichen finanziellen Nachteilen Verhaltensänderungen bei den Versicherten auftreten.

Durch Zusammenfassen der Anteile und Ausgaben der Nichteinreicher und der leistungsfreien Einreicher konnten die Gesamtausgaben derjenigen Versicherten bestimmt werden, deren Ausgaben den jeweiligen Selbstbehalt nicht überstiegen (Tabellen 16 und 17).

Demnach verursachten die Versicherten mit 350,– DM-Selbstbehalt in dem Intervall von 0 bis 300,– DM Ausgaben in Höhe von ca. 180 000,– DM; die Versicherten mit 600,– DM Selbstbehalt bezahlten für 85 000,– DM Leistungen aus der eigenen Tasche.

Um eine Vorstellung von der Größenordnung zu vermitteln, wird der Tarif mit prozentualer Direktbeteiligung zum Vergleich herangezogen. Die relative Verteilung der Versicherten dieses Tarifs mit Ausgaben zwischen 0 und 312,50 DM wurde anhand der Gesamtzahl der Versicherten des 350-DM-Tarifs hochgerechnet. Wären wie im 350-DM-Tarif auch im Tarif mit 20% Selbstbehalt 8 514 Personen versichert gewesen, hätten diese in dem angegebenen Intervall im Jahr 1977 Ausgaben in Höhe von 292 137,– DM verursacht (vgl. Tabelle 18).

Analog wurde auch bezüglich des 600-DM-Tarifs verfahren. Für 1977 ergaben sich, legt man 1 016 Versicherte zugrunde, Ausgaben in Höhe von 114 311,– DM. Damit ist es möglich, die Ausgaben in den Tarifen unmittelbar zu vergleichen. Da die Daten des 20%-Tarifs nur in aggregierter Form vorlagen, konnten die Ausgabenintervalle nicht genau bei 300,– bzw. 600,– DM abgegrenzt werden. Außerdem standen nur die Ausgabenprofile von 1977 bis 1980 zur Verfügung.

In dem 20%-Tarif hat sich der Anteil der behandlungsfreien Versicherten zwischen 1977 und 1980 nur wenig geändert. Dagegen waren deutliche Verschiebungen unter den behandelten Versicherten zu höheren Ausgaben zu beobachten. Dies spiegelt sich auch in Tabelle 18 wider, wo der Versichertenbestand der absoluten Selbstbehaltstarife für die Berechnung der Gesamtausgaben zugrunde gelegt wurde. In den jeweils abgegrenzten Ausgabenintervallen sind die Gesamtausgaben der Versicherten im Zeitablauf kontinuierlich gesunken. Diese Entwicklung wird sich auch 1981 fortgesetzt haben. Für 1981 sind damit Ausgaben in Höhe von ca. 200 000,–DM bzw. 80 000,– DM anzunehmen. Diese – aus der Verteilung der Ausgaben in dem Tarif mit prozentualem Selbstbehalt geschätzten – Ausgaben liegen somit genau in der Größenordnung, wie sie aus den Stichproben und der Erhebung der leistungsfreien Einreicher geschätzt wurden. Der starke Rückgang bei den Patienten mit Ausgaben über 600,– DM in dem Tarif mit 600,– DM Selbstbehalt führte zu den vergleichsweise etwas höheren Gesamtausgaben bei den leistungsfreien Versicherten mit Ausgaben bis maximal 600,– DM.

Unter Berücksichtigung dieser Ergebnisse können die im theoretischen Teil dargestellten Ursachen für Einsparungen bei einer absoluten Direktbeteiligung in ihrer Bedeutung gewichtet werden. Die deutlichsten Einspareffekte waren bei den-

Tabelle 18: Ausgaben im 20%-Tarif (bezogen auf die Zahl der Versicherten in den abs. Selbstbehaltstarifen)		
Jahr	Ausgaben 8 514 Versicherte 0–312,50 DM	Ausgaben 1 016 Versicherte 0–625,– DM
1977	292 137,–	114 311,–
1978	260 874,–	102 765,–
1979	227 164,–	93 221,–
1980	217 027,–	86 757,–

jenigen Versicherten zu erwarten, die nicht mehr bei der Versicherung abrechnen. Solche Einsparungen zeigten sich bei Versicherten mit niedrigem absolutem Selbstbehalt in einem etwas höheren Anteil an Versicherten ohne Behandlung. Dagegen wurde ein deutlich höherer Anteil an Behandlungsfreien bei den Versicherten mit hohem absolutem Selbstbehalt festgestellt. Die Berücksichtigung der Ausgaben der **behandelten aber leistungsfreien** Versicherten wirft jedoch Interpretationsprobleme auf. Das läßt sich am besten anhand eines Beispiels klarmachen. Gemessen wurde, daß die Ausgaben aller, die Ausgaben zwischen 1,– DM und der Selbstbehaltsgrenze hatten, **im Durchschnitt** genauso hoch sind wie bei Versicherten im 20%-Tarif. Das bedeutet jedoch nicht, daß in diesem Bereich keine Einsparungen aufgetreten sind. Dieser Tatbestand muß vielmehr im Zusammenhang mit den anderen Meßergebnissen folgendermaßen interpretiert werden:

Durch den Selbstbehalt bemühen sich die meisten Versicherten um einen sparsameren Umgang mit Gesundheitsleistungen. Versicherte, die z. B. für 700,– DM Leistungen bezogen hätten, reduzieren durch den Selbstbehalt ihren Leistungsbezug auf 250,– DM. Andere Versicherte, deren Leistungsbezug ohne Sparanreize bei 250,– DM gelegen hätte, verzichten z. B. auf jede Behandlung. In diesem Fall weisen die empirischen Meßergebnisse aus, daß die Zahl der Patienten oberhalb der Selbstbehalts-Grenze kleiner wird – dies wurde so auch ermittelt – und die Zahl der Versicherten ohne jede Behandlung ansteigt – dies wurde ebenfalls festgestellt. Die gemessene Zahl derer, die auch weiterhin Ausgaben von 250,– DM verursachen, bleibt jedoch – was zunächst überrascht – konstant. Es handelt sich lediglich um andere Personen.

4 Anmerkungen zu den Messungen im Bereich der absoluten Direktbeteiligung

Um die Wirkungen der absoluten Direktbeteiligung bei ambulanten medizinischen Leistungen zu messen, empfiehlt es sich, die Daten einzelner Versicherungen zu verwenden. Über Versicherungsunternehmen aggregierte Daten sind kaum verwertbar, da bezüglich der Höhe der Selbstbehalte und der sonstigen Versicherungskonditionen sehr große Unterschiede bestehen.[22]

Bei der Auswahl der Meßverfahren wurden solche präferiert, die vergleichsweise einfach nachzuvollziehen sind und anschauliche Ergebnisse liefern. Trotzdem wurde geprüft, welche Aussagen über die Verteilung der Ausgaben durch Anwenden der Beta-Verteilung auf die Daten aus den Stichproben abgeleitet werden können.[23] Weiterhin wurden die empirisch ermittelten Ausgabenprofile mittels Pearson-Funktionen approximiert, um verbesserte Ergebnisse über Gestalt und Lage der Verteilungen zu erhalten.[24]

Auf eine Diskussion der daraus resultierenden Ergebnisse wurde aus zwei Gründen verzichtet:

– Die Meßwerte unterschieden sich nicht wesentlich von den hier vorgestellten Ergebnissen;

– selbst durch ein noch so aufwendiges statistisches Verfahren kann der bei den Daten vorhandene Engpaß nicht beseitigt werden.

Weitergehende empirisch abgeleitete Folgerungen über die Wirkung von Selbstbehalten als hier vorgestellt, setzen im wesentlichen eine Verbesserung des Datenangebots voraus. Erst wenn diese Voraussetzung geschaffen ist, können auf breiter Grundlage abgeleitete und gesicherte Ergebnisse erwartet werden. Aus diesen Gründen wurde beispielsweise nicht versucht, die Ausgaben der Privaten mit der Gesetzlichen Krankenversicherung zu vergleichen. Selbst wenn die Unterschiede zwischen diesen beiden Versicherungssystemen rechentechnisch eliminiert werden, ist wohl niemand mehr in der Lage zu begründen, was tatsächlich gemessen wurde. Selbst der Vergleich von absoluten mit prozentualen Wahltarifen bei einer Versicherung bringt schon beachtliche Schwierigkeiten mit sich. Die Befragung von Versicherten über ihr eigenes Nachfrageverhalten muß als sehr unzuverlässig eingestuft werden. Auf eine Befragung wurde deshalb so weit wie möglich verzichtet. Tatsächlich äußerten die meisten Befragten in beiden Selbstbehaltstarifen, daß sie nach der Wahl eines Tarifs mit absolutem Selbstbehalt ihre Nachfrage nach medizinischen Leistungen **nicht** modifiziert haben. Trotzdem konnten zum Teil beachtliche Anpassungen an die Wahltarife beobachtet werden.

---

[22] Nur dank der Vermittlung des Verbandes der privaten Krankenversicherung war eine Zusammenarbeit mit einem privaten Versicherungsunternehmen möglich geworden. In Anbetracht der allgemeinen Schwierigkeiten bei der Datenbeschaffung im Bereich der Gesundheitsökonomie ist es zu vertreten, die Wirkungsanalyse der absoluten Direktbeteiligung anhand der Daten zu den Selbstbehaltstarifen nur einer Versicherung durchzuführen.

[23] Vgl. *S. Hauser:* Daten, Datenanalyse und Datenbeschaffung in den Wirtschaftswissenschaften, Hain 1979, S. 171–190.

[24] Vgl. *H. Schneider:* Approximation von empirischen (gruppierten) Häufigkeitsverteilungen durch Pearson-Funktionen anhand einer modifizierten, mehrstufigen Momentenmethode, Saarbrücken 1979.

Anlage A 1: Verteilung der Ausgaben für ambulante Behandlungen

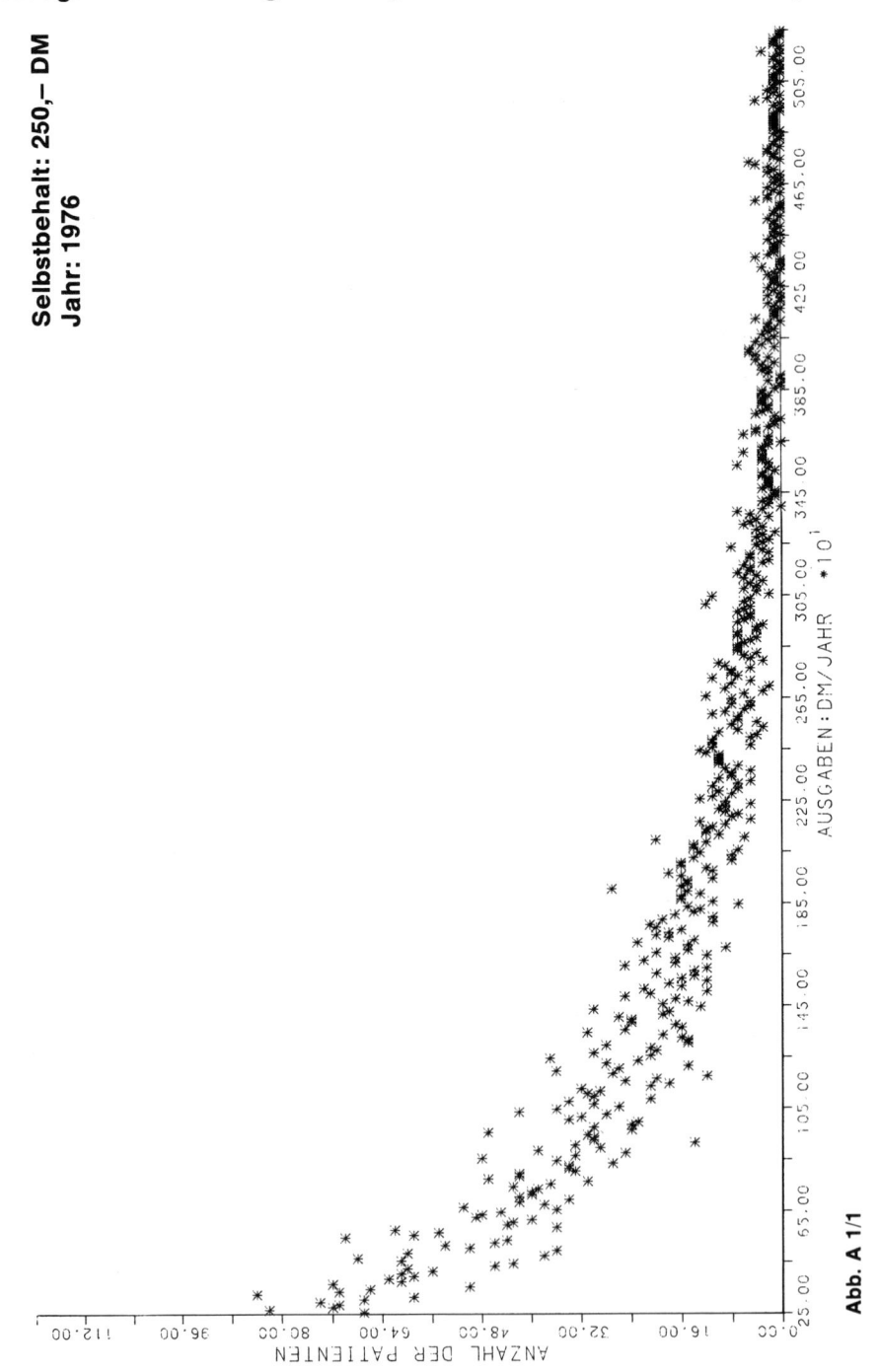

Selbstbehalt: 250,– DM
Jahr: 1976

Abb. A 1/1

Selbstbehalt: 250,– DM
Jahr: 1977

Abb. A 1/2

Selbstbehalt: 300,— DM
Jahr: 1978

Abb. A 1/3

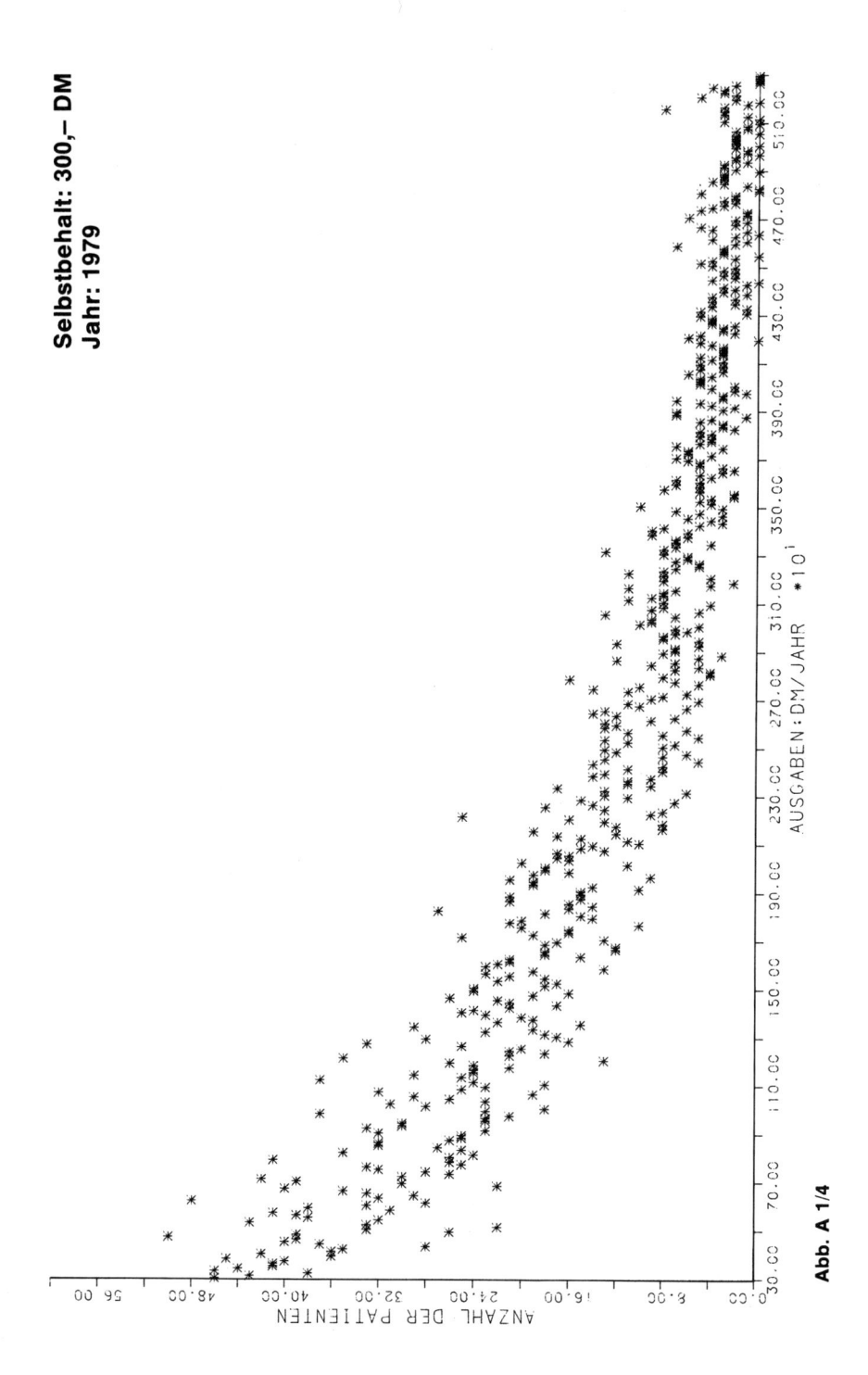

Selbstbehalt: 300,– DM
Jahr: 1979

Abb. A 1/4

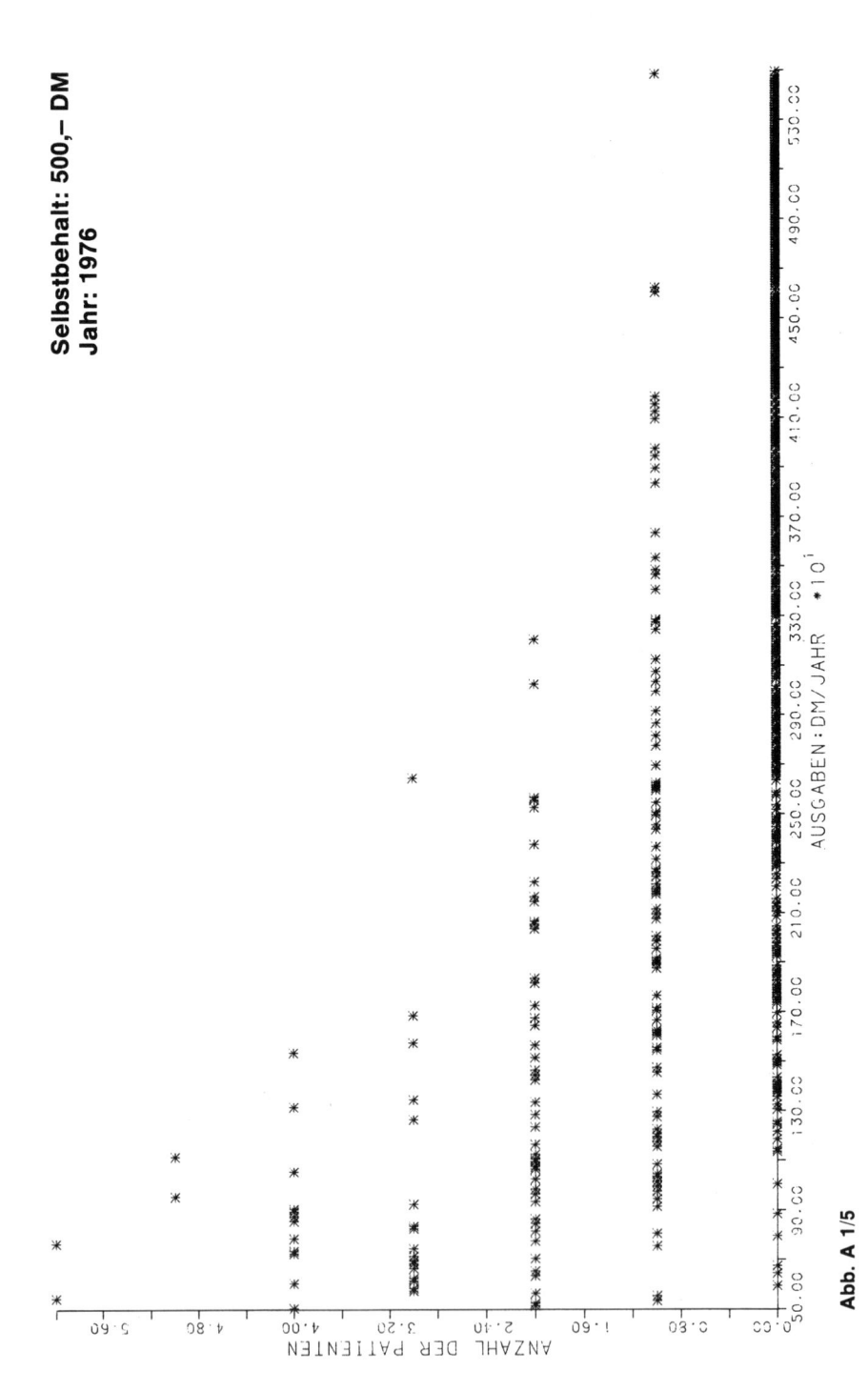

Selbstbehalt: 500,– DM
Jahr: 1976

Abb. A 1/5

Selbstbehalt: 500,– DM
Jahr: 1977

Abb. A 1/6

71

Selbstbehalt: 600,— DM
Jahr: 1978

Abb. A 1/7

Selbstbehalt: 600,— DM
Jahr: 1979

ANZAHL DER PATIENTEN vs AUSGABEN:DM/JAHR *10^1

Abb. A 1/8

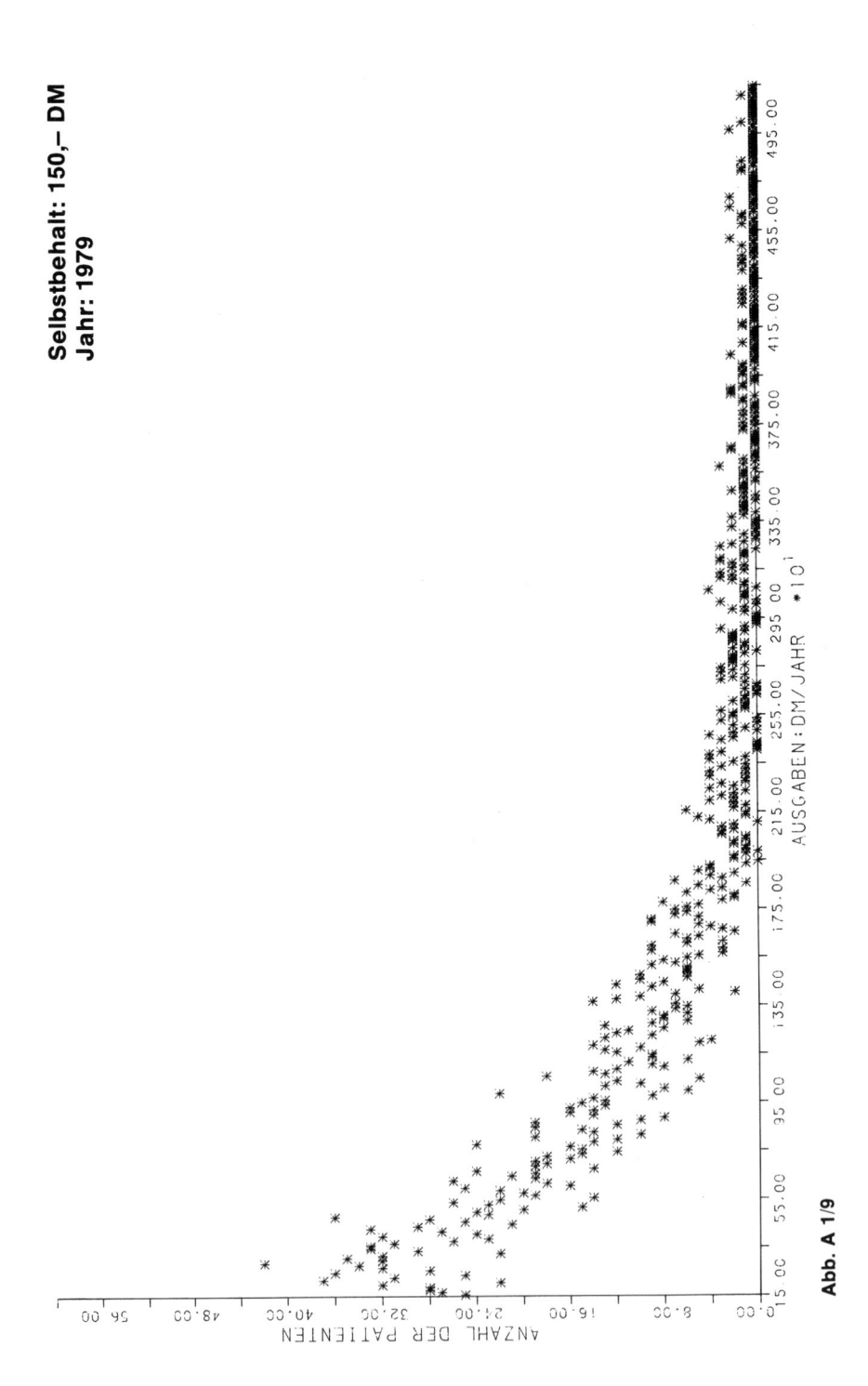

**Selbstbehalt: 150,— DM
Jahr: 1979**

Abb. A 1/9

Anlage A 2: Fragebögen

FRAGEBOGEN ZUR AMBULANTEN HEILBEHANDLUNG BEI SELBSTBETEILIGUNGSTARIFEN

HABEN SIE FÜR 1981 RECHNUNGEN ÜBER AMBULANTE HEIL-
BEHANDLUNGEN (OHNE ZAHNBEHANDLUNG!) BEI IHRER
KRANKENVERSICHERUNG EINGEREICHT?

| JA |
| NEIN |

HABEN SIE SICH 1981 AMBULANT BEHANDELN LASSEN?

| JA |
| NEIN |

FALLS KEINE BEHANDLUNG NOTWENDIG WAR:
- HATTEN SIE 1981 KEINE BESCHWERDEN?
- HATTEN SIE LEICHTE BESCHWERDEN, DIE KEINE BEHANDLUNG NOTWENDIG MACHTEN?

FALLS 1981 BEHANDLUNGEN NOTWENDIG WAREN:
LAGEN DIE RECHNUNGSBETRÄGE INSGESAMT

| UNTER 100,--DM |
| UNTER 200,--DM |
| UNTER 300,--DM |
| ÜBER 300,--DM |

ZU DEN FOLGENDEN AUSSAGEN INTERESSIERT UNS IHRE PERSÖNLICHE MEINUNG.
KREUZEN SIE BITTE FÜR JEDE AUSSAGE AN, INWIEWEIT SIE ZUSTIMMEN ODER ABLEHNEN.

	STIMME SEHR ZU	STIMME ZU	TEILS TEILS	LEHNE AB	LEHNE SEHR AB
SEIT ICH EINEN TARIF MIT ABSOLUTER SELBSTBETEILIGUNG GEWÄHLT HABE, GEHE ICH SELTENER ZUM ARZT.					
ENDE DES JAHRES VERLEGE ICH ARZTBESUCHE SCHON EINMAL INS NÄCHSTE JAHR, WENN DER SELBSTBEHALT NICHT ÜBERSCHRITTEN IST.					
WENN DER SELBSTBEHALT ÜBERSCHRITTEN IST, BIN ICH EHER ZU EINER AUFWENDIGEREN BEHANDLUNG BEREIT.					
NOTWENDIGE BEHANDLUNGEN MACHE ICH NICHT VON DER AUSSCHÖPFUNG DES SELBSTBEHALTS ABHÄNGIG.					
MIT DER WAHL MEINES VERSICHERUNGSTARIFS BIN ICH SEHR ZUFRIEDEN.					
WEGEN MEINER SELBSTBETEILIGUNG ACHTE ICH BESONDERS AUF DIE HÖHE DER BEHANDLUNGSKOSTEN					

DARÜBERHINAUS BENÖTIGEN WIR EINIGE ANGABEN ZU IHRER PERSON

WIE ALT SIND SIE? ____ JAHRE

GESCHLECHT?
| MÄNNLICH |
| WEIBLICH |

WELCHE BERUFSTÄTIGKEIT ÜBEN SIE AUS?
| SELBSTÄNDIG |
| UNSELBSTÄNDIG BESCHÄFTIGT |
| NICHT BERUFSTÄTIG |
| ZUR ZEIT ARBEITSLOS |

FRAGEBOGEN ZUR AMBULANTEN HEILBEHANDLUNG BEI SELBSTBETEILIGUNGSTARIFEN

HABEN SIE FÜR 1981 RECHNUNGEN ÜBER AMBULANTE HEIL-
BEHANDLUNGEN (OHNE ZAHNBEHANDLUNG!) BEI IHRER
KRANKENVERSICHERUNG EINGEREICHT?

JA	
NEIN	

HABEN SIE SICH 1981 AMBULANT BEHANDELN LASSEN?

JA	
NEIN	

FALLS KEINE BEHANDLUNG NOTWENDIG WAR:
- HATTEN SIE 1981 KEINE BESCHWERDEN?
- HATTEN SIE LEICHTE BESCHWERDEN, DIE KEINE BEHANDLUNG NOTWENDIG MACHTEN?

FALLS 1981 BEHANDLUNGEN NOTWENDIG WAREN:
LAGEN DIE RECHNUNGSBETRÄGE INSGESAMT

UNTER 200,--DM	
UNTER 400,--DM	
UNTER 600,--DM	
ÜBER 600,--DM	

ZU DEN FOLGENDEN AUSSAGEN INTERESSIERT UNS IHRE PERSÖNLICHE MEINUNG.
KREUZEN SIE BITTE FÜR JEDE AUSSAGE AN, INWIEWEIT SIE ZUSTIMMEN ODER
ABLEHNEN.

	STIMME SEHR ZU	STIMME ZU	TEILS TEILS	LEHNE AB	LEHNE SEHR AB
SEIT ICH EINEN TARIF MIT ABSOLUTER SELBSTBETEILIGUNG GEWÄHLT HABE, GEHE ICH SELTENER ZUM ARZT.					
ENDE DES JAHRES VERLEGE ICH ARZTBESUCHE SCHON EINMAL INS NÄCHSTE JAHR, WENN DER SELBSTBEHALT NICHT ÜBERSCHRITTEN IST.					
WENN DER SELBSTBEHALT ÜBERSCHRITTEN IST, BIN ICH EHER ZU EINER AUFWENDIGEREN BEHANDLUNG BEREIT.					
NOTWENDIGE BEHANDLUNGEN MACHE ICH NICHT VON DER AUSSCHÖPFUNG DES SELBSTBEHALTS ABHÄNGIG.					
MIT DER WAHL MEINES VERSICHERUNGSTARIFS BIN ICH SEHR ZUFRIEDEN.					
WEGEN MEINER SELBSTBETEILIGUNG ACHTE ICH BESONDERS AUF DIE HÖHE DER BEHANDLUNGSKOSTEN					

DARÜBERHINAUS BENÖTIGEN WIR EINIGE ANGABEN ZUR IHRER PERSON

WIE ALT SIND SIE? ☐ JAHRE

GESCHLECHT?

MÄNNLICH	
WEIBLICH	

WELCHE BERUFSTÄTIGKEIT ÜBEN SIE AUS?

SELBSTÄNDIG	
UNSELBSTÄNDIG BESCHÄFTIGT	
NICHT BERUFSTÄTIG	
ZUR ZEIT ARBEITSLOS	

Teil B

Die Wirkungen der prozentualen Direktbeteiligung beim Zahnersatz

5 Einleitung (B)

Nachdem in Teil A dieser Arbeit die absolute Direktbeteiligung bei ambulanten medizinischen Leistungen untersucht wurde, werden in Teil B die Wirkungen einer zweiten Form der Beteiligung von Patienten an den Behandlungskosten diskutiert. Bei der Gesetzlichen Krankenversicherung müssen die Patienten bei Inanspruchnahme einen prozentualen Anteil an den Ausgaben für Zahnersatz entrichten.

Die Ausgabenentwicklung für die mit der Anfertigung und Wiederherstellung von Zahnersatz verbundenen zahnärztlichen Leistungen (inkl. Laborleistungen) war in den vergangenen Jahren so besorgniserregend, daß vor allem die Krankenversicherungen unterschiedliche Gegenmaßnahmen ergriffen. Neben einer verstärkten öffentlichen Diskussion über die Finanzierung der zahnmedizinischen Behandlungen entschlossen sich einige der gesetzlichen Krankenversicherungen, ihre Zuschüsse zum Zahnersatz zu verringern und damit den Patienten unmittelbar einen größeren Anteil an den Ausgaben zu überlassen.

Die Wirksamkeit dieser Erhöhung der Direktbeteiligung zur Steuerung der Entwicklung des Marktes für Zahnersatz wird hier geprüft werden. Zu diesem Zweck werden zuerst die Ziele präzisiert, die mit dieser Maßnahme angestrebt werden, und die Ausgangslage auf dem Markt für Zahnersatz dargestellt (6.1 – 6.2). Daran schließt sich die Analyse der Daten zum Zahnersatz an (7). Die Reaktionen der Versicherten auf die Maßnahme werden anhand der Elastizitätsmessung (7.3.2), der Trendanalyse (7.3.3) und des Zeitreihenvergleichs (7.3.4) beschrieben.

6 Ziele und Methoden zur Beurteilung der prozentualen Direktbeteiligung beim Zahnersatz

6.1 Ziel der Untersuchung

Eine Direktbeteiligung der Patienten an den Kosten der von ihnen in Anspruch genommenen medizinischen Behandlungen könnte ein wirksames Instrument zur Verwirklichung einer marktgerechten Steuerung von Angebot und Nachfrage im Gesundheitssektor darstellen. Unter wirtschaftstheoretischen Aspekten lassen sich insbesondere Allokations- und Kosteneffekte aus dem Einsatz dieses Instrumentes ableiten, die eine marktmäßige Steuerung im Gesundheitssektor ratsam erscheinen lassen.

Hier soll die Direktbeteiligung vor allem daraufhin überprüft werden, ob sie Einspareffekte herbeiführen kann. Einspareffekte können sich zeigen in:

– einer Verringerung der Zahl der Patienten, die entsprechende zahnmedizinische Behandlungen in Anspruch nehmen;

– einer Reduktion der Ausgaben bei Konstanz der Zahl der Patienten. Man spricht in diesem Fall von einem Einspareffekt, wenn bei gegebener Qualität der medizinischen Leistungen die Ausgaben je behandeltem Patienten sinken.

– Gibt man die Annahme einer einheitlichen Qualität der medizinischen Leistungen auf, kann man den Einspareffekt nicht mehr unmittelbar anhand der Entwicklung der Kosten beurteilen. In diesem Fall muß man zur Beurteilung des Einspareffektes neben der Entwicklung der Kosten auch die Qualitätsänderungen berücksichtigen. Eine Einsparung ist dann erzielt worden, wenn durch die Maßnahme sich ein günstigeres Verhältnis zwischen der erhaltenen Qualität der medizinischen Leistung und den dadurch entstandenen Kosten ergibt. Man wählt in diesem Fall das Verhältnis zwischen der Qualität der Leistung und den Kosten als Indikator, um schließen zu können, ob die Direktbeteiligung zu einer effizienteren Behandlung geführt hat.

Die Zielvorstellung, einen Einspareffekt zu erzielen, kann also auf sehr unterschiedliche Sachverhalte bezogen werden. Selbst wenn sich die Direktbeteiligung als ein geeignetes Instrument erweist, um in mehr oder weniger starkem Maße zu einer Verbesserung der Angebots- und Nachfragestrukturen auf dem Markt für Zahnersatz zu führen, muß dies nicht bedeuten, daß der Einsatz des Instrumentes „Direktbeteiligung" wünschenswert ist. Es muß ergänzend geprüft werden, ob sich unerwünschte Nebenwirkungen aus dem Instrumenteneinsatz ergeben und wie diese Nebenwirkungen andere, vor allem auch nicht ökonomisch motivierte Zielsetzungen tangieren.

Bei der Beurteilung der Wirkungen muß vor allem die Ausgestaltung des Instrumentes „Direktbeteiligung" berücksichtigt werden. Würde man eine Direktbeteiligung auf jede Form der Zahnbehandlung einführen, hätte dies sicher zur Folge, daß Behandlungen der Zähne in viel stärkerem Maße in die Zukunft verschoben würden, als dies auch ohne Direktbeteiligung schon der Fall ist. Zweifellos besteht Einigkeit darüber, auf eine Risikoverteilung nach Versicherungsprinzipien nicht zu verzichten.

Das primäre Ziel der Untersuchung ist es, empirisch zu prüfen, ob Einspareffekte als Folge der Direktbeteiligung zu beobachten sind. Sofern Einspareffekte auftreten, soll versucht werden, diese zu quantifizieren. Insofern muß hier die Frage der Meßbarkeit der dargestellten ökonomischen Aspekte der Direktbeteiligung im Vordergrund stehen. Viele postulierte Wirkungen der Direktbeteiligung können zum gegenwärtigen Zeitpunkt nicht oder nur sehr schwer quantitativ erfaßt werden. Zum Beispiel kann man über die Langzeitwirkung der Direktbeteiligung auf den Gesundheitsstand der Bevölkerung bestenfalls Vermutungen anstellen.

Wenn an dieser Stelle die zum gegenwärtigen Zeitpunkt quantifizierbaren Aspekte der Direktbeteiligung im Vordergrund stehen, ist damit nicht das Urteil verknüpft, daß damit auch alle entscheidenden Aspekte erfaßt seien. Vielmehr muß es das Ziel der Studie sein aufzuzeigen, daß anhand von Messungen Informationen gewonnen werden können, die das Urteilen über die Direktbeteiligung erleichtern.

Bei der Auseinandersetzung mit den Entwicklungen im Gesundheitssektor fällt besonders das Mißverhältnis zwischen den umfangreichen Abhandlungen über vermutete Wirkungen von Maßnahmen und den wenigen Versuchen, die gesundheitsökonomisch relevanten Tatbestände empirisch zu erschließen, auf.

6.2 Der Markt für Zahnersatz

Von den gesetzlichen Krankenkassen werden zahnärztliche Leistungen, abgesehen vom Zahnersatz, im Rahmen des Sachleistungsprinzips voll vergütet. Nur für Leistungen, die mit der Herstellung von Zahnersatz verbunden sind, wird ein prozentualer Anteil der Gesamtkosten den Patienten direkt angelastet. Dabei sind insbesondere zwei Ausgestaltungsmöglichkeiten der prozentualen Direktbeteiligung für die Bundesrepublik Deutschland von besonderer Bedeutung.

Vor dem 1. Januar 1982 mußten Patienten, die Zahnersatz erhielten, einen prozentualen Anteil an den Gesamtkosten selbst übernehmen, während der Restbetrag aus den Versicherungsbeiträgen finanziert wurde. Die Gesamtkosten errechnen sich als Summe aus dem zahnärztlichen Honorar und den eigen- oder fremderstellten Laborleistungen. Laut der gesetzlichen Bestimmung des § 182 c RVO, die durch das KVKG 1977 eingeführt wurde, mußte der Eigenanteil des Patienten mindestens 20% betragen. Dieser gesetzlich vorgeschriebene Mindestanteil war die Regel bei den meisten Kassen. Nur einzelne Versicherungen hatten davon abweichende Konditionen. Patienten, die sich seit dem 1. Januar 1982 Zahnersatz anfertigen lassen, erhalten die Kosten für die zahnärztlichen Leistungen vollständig erstattet. Sie müssen jedoch 40% der Labor- und Materialkosten selbst übernehmen. Berücksichtigt man, daß auf Material- und Laborkosten etwas mehr als 50% der Gesamtkosten entfallen, werden die Patienten im Durchschnitt bei unveränderter Struktur der Leistungen gegenüber der alten Regelung nur unwesentlich stärker finanziell belastet. Nur bei solchen Formen des Zahnersatzes, bei denen der Anteil der Material- und Laborkosten 50% deutlich übersteigt, ist durch die Neuregelung der Versicherungskonditionen eine merkliche Mehrbelastung für den einzelnen Patienten eingetreten. Insgesamt sind aus der vergleichsweisen Verteuerung einzelner Formen des Zahnersatzes Strukturwirkungen zu erwarten.

Da diese Maßnahme noch sehr neu ist, liegt kaum Datenmaterial vor, mit dem man versuchen könnte, die Wirkungen empirisch zu ermitteln. Schlußfolgerungen über die Wirkung der Direktbeteiligung beim Zahnersatz können nur aus den bereits vorliegenden Daten, die sich noch auf die alte Regelung beziehen, gezogen werden.

Bis zum Dezember 1981 gab es je nach Krankenversicherung im wesentlichen drei verschieden hohe prozentuale Direktbeteiligungen. Während die meisten Versicherungen ihren Versicherten 20% der Kosten direkt anlasteten, verlangten einzelne Betriebskrankenkassen die Übernahme von 25% der Kosten. Die Krankenkassen AOK Kiel, Lübeck, Neumünster und Lindau gewährten sogar nur einen Zuschuß in Höhe von 70%. Deren Versicherte mußten zwischen dem 1. Januar 1980 und dem 31. Dezember 1981 also 30% der Gesamtkosten für Zahnersatz direkt bezahlen. Bis zum 31. Dezember 1979 hielten sich diese Krankenversicherungen ebenfalls an die allgemeine 80%-Regelung.

Angesichts dieser Konstellation ist es einerseits möglich, die Wirkung der Direktbeteiligung im Zeitablauf bei denjenigen Versicherungen zu ermitteln, die ihre Zuschußregelung geändert haben; andererseits kann man Versicherungen mit unterschiedlich hoher Direktbeteiligung vergleichen, um den Erfolg der Maßnahme „Erhöhung der prozentualen Direktbeteiligung" zu quantifizieren.

Es soll darauf hingewiesen werden, daß die Versicherten bei den gesetzlichen Krankenkassen nicht durch die Wahl eines anderen Tarifes Selbstbehalte vermeiden können. Im Gegensatz zu den Wahltarifen bei den Privaten Krankenversicherungen handelt es sich bei den GKVen um Zwangstarife.

6.3 Die Analysemethoden

6.3.1 Der Zusammenhang zwischen den Daten, den statistischen Methoden und den Wirkungshypothesen

Für den Bereich der medizinischen Versorgung in der Bundesrepublik Deutschland wurden bis zu diesem Zeitpunkt nur wenige Versuche unternommen, die im Rahmen der Wirtschaftstheorie abgeleiteten Wirkungshypothesen einer empirischen Prüfung zu unterziehen. Dies dürfte vor allem auf das bescheidene Datenangebot in diesem Bereich zurückzuführen sein.

Nur diejenigen Wirkungshypothesen können einer empirischen Prüfung unterzogen werden, für die geeignete Indikatoren gemessen werden und statistische Verfahren bekannt sind. Dabei ist zu beachten, daß die Indikatoren, die aus den Daten des Gesundheitssektors auszuwählen sind, die zu prüfenden Wirkungshypothesen und die statistischen Analysemethoden aufeinander abgestimmt sein müssen. Die statistischen Verfahren müssen einerseits der Qualität der Daten entsprechen und andererseits eine Entscheidung auf der Grundlage von Wirkungshypothesen ermöglichen.

Da anspruchsvolle statistische Methoden, mit deren Hilfe man einen guten Einblick in die ökonomischen Zusammenhänge gewinnen kann, in der Regel große Anforderungen an die Datenqualität stellen, scheiden diese weitgehend aus. Einfache Verfahren müssen dahingehend geprüft werden, ob sie zum Testen von Wirkungshypothesen geeignet sind. Damit werden bedauerlicherweise auch die Möglichkeiten der Hypothesenprüfung eingeschränkt.

Daran konnte auch das in der letzten Zeit entstandene starke Interesse an den Entwicklungen des Gesundheitssektors bisher noch nichts ändern. In absehbarer Zukunft wird das Datenangebot wohl nicht wesentlich verbessert werden.

Berücksichtigt man diese Aspekte, erscheinen zum gegenwärtigen Zeitpunkt die im folgenden dargestellten statistischen Methoden am besten geeignet, um zu quantitativen Aussagen zu gelangen. Im nächsten Abschnitt wird kurz umrissen, wie man mit den Methoden

- Elastizitätsmessung
- einfache Zeitreihenanalyse
- Vergleich von Zeitreihen

eine Erfolgskontrolle der Maßnahme „Erhöhung der prozentualen Direktbeteiligung beim Zahnersatz" durchführen kann.

6.3.2 Die Elastizitätsmessung

Die einfachste Erfolgskontrolle erhält man durch den Vergleich eines Indikatorwertes vor Ergreifen einer Maßnahme mit dem Wert, den der Indikator nach Wirksamwerden der Maßnahme angenommen hat. Da sehr häufig erst in einer extremen Ausgangssituation eine Maßnahme beschlossen wird, ist es nicht sehr zweckmäßig, die Differenz zwischen den Indikatorwerten vor und nach Ergreifen der Maßnahme eben dieser Maßnahme zuzuschreiben. Es ist denkbar, daß sich die Entwicklung auch ohne einen Eingriff „normalisiert" hätte. Wenn beispielsweise die Indikatorvariable zyklischen Schwankungen unterworfen ist, kann ein solcher Effekt eintreten. Durch die Anwendung statistischer Maße kann der Einfluß extremer Ausgangswerte teilweise neutralisiert werden. Am häufigsten wird dazu das arithmetische Mittel verwendet, obwohl dieses im Vergleich zu anderen Mittelwertsmaßen noch relativ empfindlich auf Extremwerte reagiert.

Zur Erfolgskontrolle wird dann der durchschnittliche Wert der Indikatorvariablen vor der Maßnahme mit dem Durchschnitt nach der Maßnahme verglichen, wobei eine geeignete Periodenabgrenzung für die Berechnung der Mittelwerte gefunden werden muß. Bei dieser Periodenabgrenzung sind insbesondere „leads" und „lags" zu berücksichtigen.

Reagiert ein Indikator auf eine Maßnahme, noch ehe diese durchgeführt wurde, bezeichnet man dies als Lead. Umgekehrt spricht man von einem Lag, wenn sich die Maßnahme nur mit einer Verzögerung in der Indikatorvariablen bemerkbar macht.

Bei der Abgrenzung der Perioden für die Mittelwertberechnungen müssen diese Effekte beachtet werden. Nur dann kann man eine genauere Vorstellung gewinnen, wie stark sich eine Maßnahme ausgewirkt hat. Da die quantitative Reaktion des Indikators unmittelbar von der Stärke der Maßnahme abhängt, ist eine geeignete Normierung angebracht. Eine Erhöhung der Direktbeteiligung der Patienten von 20% auf 30% wird sich anders in der Indikatorvariablen niederschlagen als beispielsweise eine Erhöhung auf 50%.

Durch die Anwendung des Elastizitätsmaßes kann diese Normierung durchgeführt werden. Bei der Elastizitätsmessung wird die quantifizierte Änderung der Indikatorvariablen auf die Stärke der Maßnahme bezogen. Dazu wird die Änderung des Indikators mit dessen Ausgangswert normiert. Gleichermaßen wird mit der Instrumentenvariablen verfahren. War in der Ausgangssituation die Direktbeteiligung 20% und wird sie auf 30% erhöht, ergibt sich als normierte Änderung:

$(30\% - 20\%) / 20\% = 0{,}5$

Die Erhöhung der Direktbeteiligung (Instrumentenvariable) von 20% auf 30% bedeutet also für die Patienten eine Erhöhung ihrer Beteiligung an den Kosten für Zahnersatz um das 0,5fache. Die hier beschriebene Maßnahme stellt also aus der Sicht des Patienten eine Erhöhung der Ausgaben für Zahnersatz um 50% dar.

Mit der Elastizitätsmessung läßt sich die Reaktion der Versicherten auf eine Maßnahme in einer einzigen, einfach zu berechnenden Meßgröße zusammenfassen. Dabei gehen jedoch Detailinformationen, die in den Daten enthalten sind, verloren. Welche Auswirkungen dies haben kann, wird bei der Interpretation der Meßergebnisse an späterer Stelle gezeigt werden. Um einen detaillierten Einblick in die Wirkungen der Maßnahme zu erhalten, sind daher weitere Messungen mit den Daten vorzunehmen.

6.3.3 Die Zeitreihenanalyse

Im Vergleich zur Elastizitätsmessung liefert die Zeitreihenanalyse detailliertere Informationen über die Entwicklung des Indikators. Sie bietet sich somit als Ergänzung zur Elastizitätsmessung an.

Mit der Zeitreihenanalyse kann der Einfluß extremer Ausgangswerte größtenteils eliminiert werden. Der eigentliche Vorteil dieser Methode liegt allerdings in der Neutralisierung der Trendkomponente in der Indikatorvariablen.

Bei der Zeitreihenanalyse geht man von der Modellvorstellung aus, daß die Zeitreihe, die als Indikator ausgewählt wurde, sich im Zeitablauf systematisch verändert. Es kann sich dabei um eine lineare oder nichtlineare Entwicklung (Trend) handeln. Man nimmt an, die in aufeinanderfolgenden Perioden beobachteten Werte des Indikators würden nur zufällig von diesem Trend abweichen.

Man kann die Trendfunktion für einen Zeitraum vor Ergreifen der Maßnahme berechnen, sofern Beobachtungen für diesen Zeitraum vorliegen. Indem man die Trendfunktion in den Zeitraum nach Ergreifen der Maßnahme extrapoliert, kann man die nach dem Ergreifen der Maßnahme beobachteten Indikatorwerte mit den extrapolierten Trendwerten vergleichen. Weichen die nach Einführung der Maßnahme beobachteten Werte signifikant von den extrapolierten Werten ab, schreibt man diese Abweichung der Maßnahme zu.

Diese Methode setzt voraus, daß alle sonstigen Faktoren, die gemeinsam in der Vergangenheit den Trend verursachten, nach Ergreifen der Maßnahme unverändert fortwirken. Mit der einfachen Zeitreihenanalyse läßt sich diese Bedingung nicht prüfen.

6.3.4 Der Vergleich von Zeitreihen

Ein Nachteil der einfachen Zeitreihenanalyse liegt in der Nichtprüfbarkeit der Voraussetzung, daß in der Vergangenheit wirksame Faktoren auch in Zukunft unverändert fortwirken. Falls diese Annahme nicht zutrifft, rechnet man Änderungen des Indikators fälschlicherweise der Maßnahme zu, obwohl diese Änderungen auch ohne die Maßnahme eingetreten wären. Durch den Vergleich von Zeitreihen kann diese Fehlinterpretation weitgehend beseitigt werden.

Beim Vergleich von Zeitreihen sollten nur solche Indikatoren verwendet werden, die einen vergleichbaren Sachverhalt messen. Bezogen auf die Erhöhung der Kostenbeteiligung von Patienten bedeutet dies, daß beispielsweise neben dem Indikator Ausgabenentwicklung bei Versicherungen, die ihre Selbstbehaltssätze geändert haben, auch die Entwicklung der Ausgaben bei Versicherungen, die ihre Zuschußsätze nicht vermindert haben, untersucht werden. Weiterhin sollten die Versicherungen bezüglich Versichertenbestand und Tarifgestaltung vergleichbar sein. Treten durch die Maßnahme „Erhöhung der Direktbeteiligung" Einspareffekte auf, kann man diese mit der einfachen Zeitreihenanalyse sichtbar machen. Gleichzeitig dürfen bei vergleichbaren Versicherungen, die ihre Zuschußregelungen nicht geändert haben, entweder keine oder nur geringere Einsparungen zu beobachten sein. Da bei der Zeitreihenanalyse von der Annahme ausgegangen wird, daß der Trend sich ohne die Maßnahme nicht geändert hätte, wird diese Voraussetzung noch stringenter gefaßt: Bei den Versicherungen, die zur Kontrolle der Zurechenbarkeit von Indikatoränderungen auf eine Maßnahme untersucht werden, muß der Trend in beiden Zeiträumen übereinstimmen.

Auf diese Art läßt sich hinreichend sicherstellen, ob eine Maßnahme erfolgreich gewesen ist oder ob die allgemeine Entwicklung auch ohne die Maßnahme zu einem „Erfolg" geführt hätte.

7 Die Analyse der Zahnersatzdaten

7.1 Abgrenzung des Untersuchungszeitraums

In der Bundesrepublik Deutschland mußten Versicherte der gesetzlichen Krankenkassen bis zum 31. 12. 1981 mindestens 20% der Ausgaben für Zahnersatz selbst übernehmen.

Bis zu diesem Zeitpunkt gewährten die gesetzlichen Krankenkassen in der Regel den gesetzlichen Höchstzuschuß in Höhe von 80% für alle Leistungen, die dem Zahnersatz zuzurechnen sind. 20% der Kosten mußten die Patienten unmittelbar übernehmen. Dies traf auf die überwiegende Mehrzahl der gesetzlichen Krankenkassen zu, jedoch galten bei einzelnen hiervon abweichende Zuschußregelungen. Besonders interessant erscheinen diejenigen Versicherungen, die in den letzten Jahren ihre Zuschußregelungen geändert haben. Zu diesem Schritt entschlossen sich die Kassen:

OKK Kiel   AOK Neumünster
AOK Lübeck   AOK Lindau

Bis zum 31. 12. 1979 übernahmen diese Kassen ebenfalls 80% der Kosten für Zahnersatz. Ab Januar 1980 wurde jedoch die Direktbeteiligung der Patienten um 10 Prozentpunkte auf 30% erhöht.

Bei den sonstigen Versicherungen, die weniger als 80% Zuschuß gewährten, handelte es sich vor allem um Betriebskrankenkassen. Bei diesen Kassen liegt der Zeitpunkt der Einführung ihrer Zuschußregelungen deutlich länger zurück.

Die 70%-Regelung der oben genannten Kassen hatte nur bis zum 31. 12. 1981 Gültigkeit. Seit Januar 1982 werden die zahnärztlichen Leistungen bei der Herstellung von Zahnersatz voll vergütet, während 40% der Material- und Laborkosten den Patienten direkt angelastet werden.

Bei der Abgrenzung des Untersuchungszeitraums mußten diese Entwicklungen berücksichtigt werden. Wegen der gesetzgeberischen Maßnahmen, die zum Jahreswechsel 81/82 in Kraft getreten sind, wird das Ende des Untersuchungszeitraums auf den 31. 12. 1981 gelegt. Die neueren Entwicklungen konnten hier nicht mehr berücksichtigt werden.

Der Untersuchungszeitraum sollte ausreichend weit in die Vergangenheit zurückreichen, damit die Erhöhung der prozentualen Direktbeteiligung angemessen beurteilt werden kann, ohne daß jedoch sonstige Einflußfaktoren zu allzu starken Verzerrungen der Daten führen. Aus diesen und rechentechnischen Gründen wurde der 1. Januar 1979 als Beginn des Untersuchungszeitraums festgelegt.

Dieser Zeitraum kann, abgesehen von der „erwünschten" Störung durch die Erhöhung der Direktbeteiligung bei einzelnen Versicherungen, als relativ homogen angesehen werden, auch wenn zum 1. Januar 1981 einzelne Positionen im Katalog der zahnärztlichen Leistungen neu bewertet wurden.

7.2 Die Datenbasis

Für den ausgewählten Untersuchungszeitraum wurden sowohl von der KZV Schleswig-Holstein als auch von der KZV Bayerns Daten zum Zahnersatz bereitgestellt. Bei beiden KZVen werden monatlich die Zahl der Behandlungen und die Zuschüsse der Versicherungen zu den einzelnen Behandlungen ermittelt. Bei der KZV Bayerns werden zusätzlich noch die Ausgaben für die Behandlungen registriert. Diese Monatswerte wurden nach Versicherungen bzw. Versicherungsbereichen zusammengefaßt.

Da im Bereich der KZV Schleswig-Holstein die Krankenversicherungen Kiel, Lübeck und Neumünster ihre Zuschußregelungen im Beobachtungszeitraum geändert haben, wurden die Monatsreihen nach diesen Versicherungen untergliedert. Zusätzlich konnten die sonstigen AOKen Schleswig-Holsteins berücksichtigt werden. Im Bereich der KZV Schleswig-Holstein war eine weitere Untergliederung der Angaben nach Mitgliedern, Familienangehörigen und Rentnern möglich.

Im Bereich der KZV Bayerns hat im Untersuchungszeitraum nur die AOK Lindau ihr Zuschußverhalten geändert. Entsprechend wurden die Fallzahlen, Zuschüsse und Ausgaben für Zahnersatz dieser Kasse und der sonstigen AOKen Bayerns ermittelt. Daneben konnte noch die BKK ENKA berücksichtigt werden. Diese Versicherung gewährte im gesamten Untersuchungszeitraum einen Zuschuß von 75% zum Zahnersatz. Auch für den Bereich der KZV Bayerns konnte eine Untergliederung der Angaben vorgenommen werden. Die Ausgaben wurden dort nach Zahnarzthonorar sowie Material- und Laborkosten differenziert erfaßt. Für die sonstigen AOKen Bayerns standen nur Angaben zu den Gesamtausgaben zur Verfügung.

7.3 Die Meßergebnisse beim Zahnersatz

7.3.1 Abrechnungsverhalten der Zahnärzte

Im Bereich der KZV Schleswig-Holstein werden nur die Zuschüsse zum Zahnersatz, nicht jedoch die Ausgaben je Behandlung statistisch erfaßt. Die Entwicklung der Zuschüsse vor und nach der Maßnahme kann nicht direkt als Indikator für Verhaltensanpassungen der Versicherten verwendet werden, vielmehr müssen aus den Zuschüssen unter Berücksichtigung des Anteils der Patienten die tatsächlichen Ausgaben berechnet werden. Wenn die Ausgabenentwicklung selbst in Form von Monatswerten vorliegt, kann aus dieser Zeitreihe direkt das Verhalten der Versicherten und der Zahnärzte angesichts der jeweiligen Regelungen abgeleitet werden.

Aus der Beschreibung der Datenbasis ist ersichtlich, daß bei der Abrechnung zahnärztlicher Leistungen statistisch nur der Zeitpunkt der Abrechnung, jedoch nicht der Zeitpunkt der Entstehung dieser Leistungen von den Kassenzahnärztlichen Vereinigungen erfaßt wird. Zur Beurteilung der Wirkung der Erhöhung der Direktbeteiligung ist aber der Zeitpunkt der Leistungserstellung entscheidend.

Für alle Leistungen vor dem 31. 12. 79 wurden den Patienten 20% angelastet, während sie für Leistungen ab dem 1. 1. 80 30% der Kosten übernehmen mußten. Es ist daher notwendig, den Lag zwischen der Leistungserstellung und der Abrechnung zu ermitteln, um die Abrechnungen der jeweiligen Selbstbehaltsregelung zuordnen zu können.

Die Zahnärzte müssen ihre Rechnungen maximal sechs Monate nach der Leistungserstellung der für sie zuständigen Kassenzahnärztlichen Vereinigung eingereicht haben. Die Verzögerung zwischen der Leistungserstellung und dem statistischen Erfassen dieser Leistung bei der Kassenzahnärztlichen Vereinigung kann demnach zwischen einigen Tagen und bis zu sechs Monaten betragen. Dies hängt im wesentlichen von dem Abrechnungsverhalten der Zahnärzte ab. Dieses Abrechnungsverhalten mußte aus den nach Versicherungen zusammengefaßten Angaben ermittelt werden.

Bei der KZV Schleswig-Holstein werden nur die monatlichen Zuschüsse der Versicherungen zum Zahnersatz registriert. Im Gegensatz dazu weist die KZV Bayerns zusätzlich die monatlichen Ausgaben für Zahnersatz aus. Die Ausgaben setzen sich zusammen aus den jeweiligen Zuschüssen der Versicherung und den Beträgen, die die Patienten selbst aufbringen müssen. Setzt man die monatlichen Zuschüsse in Relation zu den Ausgaben, erhält man die effektive Direktbeteiligung, die sich im Durchschnitt in den jeweiligen Monaten ergeben hat. Diese Quotienten sind in Tabelle 19 für die AOK Lindau wiedergegeben. Für das Jahr 1981 wurden zwei Zahlenreihen angegeben. Ende 1980 wurden einzelne Positionen im zahnärztlichen Leistungsbündel umbewertet. Die erste Spalte für 1981 bezieht sich auf Abrechnungen nach der alten Bewertung der Positionen, die zweite Spalte zeigt die Direktbeteiligungsquotienten der Rechnungen nach den neu bewerteten Positionen.

Tabelle 19: Effektive prozentuale Direktbeteiligung beim Zahnersatz (AOK Lindau)

Jahr: Monat	1979	1980	1981 (alt)	1981 (neu)
Januar	19,9	19,9	29,7	30,0
Februar	19,9	24,5	29,2	30,0
März	19,9	25,7	28,5	29,9
April	20,0	27,3	28,1	29,0
Mai	19,9	28,8	30,0	29,2
Juni	20,0	28,7	30,0	29,5
Juli	19,8	29,7	30,0	29,5
August	19,7	29,1	30,0	29,1
September	19,9	29,6	30,0	29,2
Oktober	20,0	28,4	–	28,6
November	19,7	29,8	–	29,9
Dezember	19,8	30,0	–	29,6

Vor dem 31. 12. 79 betrug die durchschnittliche Direktbeteiligung fast 20%. Nach einer Übergangsphase von sechs Monaten von der alten zur neuen Zuschußregelung erreichte die Direktbeteiligung nahezu 30%. Abweichungen von den jeweils gültigen Direktbeteiligungssätzen kommen durch die Anwendung von Härtefallregelungen zustande. Die Differenz zwischen der beobachteten durchschnittlichen Direktbeteiligung und der formal gültigen ist ein Indikator dafür, wie häufig Härtefall-Regelungen beim Zahnersatz zur Anwendung gelangen. Bezüglich des Abrechnungsverhaltens muß hier den ersten sechs Monaten des Jahres 1980 besondere Aufmerksamkeit geschenkt werden. In diesem Zeitraum wurden sowohl Beträge, für die die alte Selbstbehaltsregelung galt, als auch solche nach der neuen Regelung abgerechnet. Die Höhe der Quote hängt vom Verhältnis der Rechnungen der beiden Zuschußregelungen ab. Bereits zu Beginn des zweiten Quartals 1980 wurden bei der KZV Bayerns fast nur noch Rechnungen registriert, für die die erhöhte Direktbeteiligung galt. Die durchschnittliche Direktbeteiligung war im April 1980 bereits auf 27,3% gestiegen.

Sieht man das Verhalten der Zahnärzte im Bereich Lindau als repräsentativ für die gesamte Bundesrepublik Deutschland an, kann man dieses Ergebnis auf die Versicherungen in Schleswig-Holstein übertragen. Somit können aus den Zuschüssen die Ausgaben geschätzt werden. Dabei wird vorausgesetzt, daß bei diesen Versicherungen den Härtefallregelungen ebenfalls nur eine geringe Bedeutung zukommt. Es ist damit möglich, auch die Daten der Versicherungen Schleswig-Holsteins als Indikator heranzuziehen.

7.3.2 Die Reaktionen der Versicherten auf die Erhöhung der Direktbeteiligung beim Zahnersatz

7.3.2.1 Erwartete Reaktionen der Versicherten

Als Reaktion auf die Erhöhung der Direktbeteiligung sind Substitutionswirkungen zu erwarten. Da für konservierende und chirurgische Zahnbehandlungen den Patienten keine Beträge in Rechnung gestellt werden, wird langfristig eventuell eine Verlagerung der Nachfrage vom Zahnersatz zu diesen Behandlungsformen stattfinden.

Auch innerhalb des Leistungsbündels „Zahnersatz" muß mit Verschiebungen der Nachfrage gerechnet werden, da unter ökonomischen Gesichtspunkten nur dann die effizientesten Formen des Zahnersatzes gewählt werden, wenn für diese Leistungen ein angemessener Preis – aus der Sicht der Patienten – zu entrichten ist. Durch die erhöhte direkte Kostenbeteiligung der Patienten werden diese neben den Qualitätskriterien in stärkerem Maße auch den Kostenaspekt bei der Entscheidung für eine bestimmte Form des Zahnersatzes berücksichtigen. Dabei reicht das Spektrum von der Kunststoffprothese bis zur Metallkeramik. Selbst wenn man nur die qualitativ hochwertigen Formen des Zahnersatzes berücksichtigt, können die Kosten und damit die Eigenbeteiligung des Patienten um mehr als 300% variieren.[25] Nach *Bulk* kann davon ausgegangen werden, daß der Qualitätszuwachs bei den teureren Formen des Zahnersatzes in keinem angemessenen Verhältnis zu den Mehrkosten steht.

Es muß an dieser Stelle noch einmal betont werden, daß Änderungen im Nachfrageverhalten nicht ausschließlich auf die Patienten zurückgeführt werden können. Schließlich ist der Patient sehr stark auf die Empfehlungen seines Zahnarztes angewiesen. Insofern zeigt sich in der Entwicklung der Nachfrage nach Zahnersatz die gemeinsame Reaktion von Patienten **und** Zahnärzten auf die höhere Kostenbeteiligung der Patienten.

Die Substitutionswirkungen können innerhalb des Leistungsbündels „Zahnersatz" auch in Verschiebungen zwischen der Neuanfertigung und der Wiederherstellung von Zahnprothesen auftreten.

Der Beschreibung der Datenbasis ist zu entnehmen, daß hier nur stark aggregierte Daten zur Verfügung standen, mit denen ein differenziertes Messen zur Beurteilung der dargestellten Effekte nicht möglich ist. Jedoch läßt sich der Gesamteffekt angemessen beschreiben. Sowohl die mengen- als auch die wertmäßige Entwicklung der Nachfrage nach Zahnersatz konnte erfaßt werden.

---

[25] Vgl.: *W. Bulk:* „Zahnheilkunde im Sozialstaat", in: Die Ortskrankenkasse 17, Bundesverband der Ortskrankenkassen (Hrsg.), 63. Jahrg., Bonn 1981, S. 668 f.

7.3.2.2 Die gemessenen Reaktionen auf die Erhöhung der Direktbeteiligung

Die Reaktionen der Versicherten auf die Erhöhung der Direktbeteiligung wurden aus den monatlichen Fallzahlen und Ausgaben für Zahnersatz derjenigen Versicherungen ermittelt, die ihre Zuschußregelungen geändert haben. Zur Berechnung der Elastizität der Nachfrage bei einer Änderung der Direktbeteiligung wurden die Ausgaben und Fallzahlen des Jahres 1979 mit denen von 1980 verglichen. Da die KZV Schleswig-Holstein nur die Zuschüsse zum Zahnersatz registriert, mußten die Ausgaben unter Berücksichtigung der Eigenbeteiligung der Patienten aus den Zuschüssen geschätzt werden.

Zur Berechnung der Elastizitäten wurden die durchschnittlichen monatlichen Fallzahlen und Ausgaben in dem Jahr vor und nach der Maßnahme berechnet. In der Periode nach der Maßnahme wurden nur die Monate April bis Dezember berücksichtigt, da im ersten Quartal dieses Jahres noch vorwiegend Rechnungen nach der alten Selbstbehaltsregelung abgerechnet wurden. Diese Durchschnittswerte wurden auf die Stärke der Maßnahme bezogen. Die Ergebnisse der Elastizitätsmessung sind in Tabelle 20 für die Versicherungen in Schleswig-Holstein und in Tabelle 22 für die AOK Lindau wiedergegeben.

Da die Daten der Versicherungen Schleswig-Holsteins nach Mitgliedern, Familienangehörigen und Rentnern disaggregiert vorlagen, konnten die entsprechenden Elastizitäten bestimmt werden. Die KZV Bayerns erfaßt die kassenzahnärztlichen Abrechnungen untergliedert nach Fällen, Zahnarzthonorar und Material- und Laborkosten.

Jede dieser Elastizitäten gibt an, um wieviel Prozent und in welcher Richtung sich die Ausgaben und Fallzahlen geändert haben, bezogen auf eine einprozentige Erhöhung der Kostenbeteiligung der Patienten. Dabei ist zu beachten, daß eine einprozentige Erhöhung der Kostenbeteiligung nicht gleichgesetzt werden darf mit einer Erhöhung der Direktbeteiligung um einen Prozentpunkt. Der Erhöhung um einen Prozentpunkt, ausgehend von einem 20%igem Eigenanteil der Patienten, würde eine Erhöhung des Kostenanteils um 5% entsprechen.

Tabelle 20: Reaktionen auf die Erhöhung der Direktbeteiligung in Schleswig-Holstein (Elastizitätswerte)

	Kiel	Lübeck	Neumünster	Gesamt
Fallzahlen:				
Mitglieder	−0,150	−0,147	−0,025	−0,126
Familienangeh.	−0,235	−0,183	−0,190	−0,209
Rentner	−0,072	−0,074	+0,180	−0,033
Gesamt	−0,133	−0,121	+0,023	−0,101
Ausgaben:				
Mitglieder	−0,130	−0,102	+0,660	+0,081
Familienangeh.	−0,168	+0,039	+0,218	−0,027
Rentner	−0,097	+0,155	+0,946	+0,148
Gesamt	−0,128	+0,107	+0,639	+0,080

Tabelle 21: Durchschnittliche Ausgabe für Zahnersatz je Patient (Kiel, Lübeck, Neumünster)

		1979	1980
Kiel	M	1 088	1 099
	F	1 014	1 054
	R	577	569
	G	886	888
Lübeck	M	1 050	1 191
	F	1 041	1 165
	R	567	644
	G	838	939
Neumünster	M	943	1 268
	F	940	1 156
	R	465	627
	G	771	1 005

In Schleswig-Holstein hat die Erhöhung der Direktbeteiligung bei den Patienten der OKK Kiel die stärksten Reaktionen ausgelöst. Es war die einzige Versicherung, bei der die Gesamtausgaben absolut zurückgegangen sind. Einer einprozentigen Erhöhung des Direktbeteiligungsanteils der Patienten entsprach eine Reduktion der Ausgaben um 0,128%. Bei den AOKen Lübeck und Neumünster sind die durchschnittlichen Ausgaben trotz der Erhöhung des Selbstbehalts gestiegen.

Bei den Fallzahlen war eine stärkere Reduktion der Nachfrage zu beobachten als bei den Ausgaben. Mit einer Ausnahme (Rentner in Kiel) zeigte sich bei den Fallzahlen im Vergleich zu den entsprechenden Werten bei den Ausgaben eine stärkere Reduktion bzw. ein schwächeres Anwachsen. Die stärkste Reaktion auf die Änderung der Direktbeteiligung zeigte sich bei den Familienangehörigen, dicht gefolgt von den Mitgliedern der Versicherungen. Das Verhalten der Mitglieder entspricht ziemlich genau dem durchschnittlichen Verhalten aller Versicherten.

Während sich bei den Fallzahlen im Durchschnitt eine Elastizität von − 0,101 zeigt, sind die durchschnittlichen Ausgaben gestiegen (+ 0,080). Die unterschiedliche Entwicklung der Fallzahlen und Ausgaben ist ein Hinweis dafür, daß die Ausgaben je Behandlung in dem beobachteten Zeitraum gestiegen sind. Die durchschnittlichen Ausgaben für Zahnersatz je Patient − Kassenanteil und Patientenanteil − sind in Tabelle 21 wiedergegeben.

Während die durchschnittlichen Ausgaben je Patient bei der OKK Kiel nahezu konstant blieben, sind sie bei der AOK Lübeck um ca. 100,− DM und bei der AOK Neumünster sogar um ca. 250,− DM gestiegen. Vor der Erhöhung der Direktbeteiligung lagen die Ausgaben je Patient bei der AOK Neumünster deutlich niedriger als bei den beiden anderen Versicherungen. Eventuell wurde im Bereich der AOK Neumünster die Erhöhung der Direktbeteiligung als Anlaß genommen, um die finanziellen Nachteile gegenüber den anderen Kassen zu kompensieren.

Die Entwicklung der Fallzahlen erscheint damit als Indiz für die Verhaltensanpassungen der Versicherten besser geeignet zu sein als die Entwicklung der Ausgaben. Während die Patienten vorwiegend entscheiden werden, ob sie zu einer Be-

Tabelle 22: Reaktionselastizitäten bei der AOK Lindau		
Fallzahlen		−0,090
Zahnarzthonorar	(a)	−0,185
Mat. + Lab.	(b)	−0,041
Ausgaben	(a + b)	−0,107

handlung bereit sind oder nicht, liegt es im weit stärkeren Maße bei den Zahnärzten, welche Art der Behandlung bei den einzelnen Patienten angemessen ist.

Geht man von dieser Annahme aus, reagierten die Patienten auf die Erhöhung der Kostenbeteiligung mit einer Reduktion der Nachfrage. Diese Einschränkung der Nachfrage machte sich jedoch nur bei der Versicherung auch in den Ausgaben deutlich bemerkbar, die vor der Maßnahme bereits ein relativ hohes Ausgabenniveau erreicht hatte. Bei den anderen Versicherungen wurde der Rückgang der Fallzahlen von einem Anstieg der Ausgaben je Behandlungsfall begleitet, was zu einer Verschiebung im Kostenniveau bei den drei Versicherungen Schleswig-Holsteins führte.

Für den Bereich der KZV Bayerns konnte die Entwicklung der Zahnarzthonorare und der Material- und Laborkosten gemessen werden. Bei der AOK Lindau, der einzigen Versicherung mit geänderter Zuschußregelung in diesem Bereich, gingen nach der Erhöhung der Beteiligung sowohl die Fallzahlen als auch die Ausgaben nahezu gleich stark zurück. Überraschend ist die vergleichsweise hohe negative Elastizität beim Zahnarzthonorar. Die Material- und Laborkosten haben relativ schwach auf die Maßnahme reagiert.

Falls die unterschiedlichen Reaktionen beim Zahnarzthonorar und den Material- und Laborkosten repräsentativ für die ganze Bundesrepublik Deutschland sind, ist dieser Effekt auch bei der Entwicklung der Ausgaben in Schleswig-Holstein zu berücksichtigen. Bedauerlicherweise lagen die Daten nicht entsprechend disaggregiert vor, um diesen Effekt quantifizieren zu können.

Die Entwicklung der Fallzahlen bei der AOK Lindau (Tabelle 22) entspricht etwa dem Durchschnitt in Schleswig-Holstein.

Auch für die AOK Lindau wurden die durchschnittlichen Ausgaben je Behandlung berechnet. In Tabelle 23 sind zusätzlich die Vergleichswerte für den gesamten Bereich der KZV Bayerns angegeben.

Tabelle 23: Durchschnittliche Ausgaben je Patient in DM (Bayern, Lindau)				
		1979	1980	1981
Bayern	Zahnarzthonorar	408	428	438
	Mat. + Lab.	469	541	570
	Ausgaben	877	969	1 008
Lindau	Zahnarzthonorar	399	379	392
	Mat. + Lab.	476	487	520
	Ausgaben	875	866	912

Die durchschnittlichen Ausgaben bei der AOK Lindau entsprachen vor der Maßnahme denen des ganzen KZV-Bereichs. Nach der Maßnahme ergaben sich jedoch deutlich niedrigere Vergleichswerte.

Bei den vier Versicherungen zeigten sich also bezüglich der Ausgabenentwicklung sehr unterschiedliche Reaktionen auf die Maßnahme, während die Entwicklung in den Fallzahlen weitge hend vergleichbar ist.

7.3.3 Die Entwicklung der Ausgaben und Fallzahlen

Im letzten Abschnitt wurden die Reaktionen auf die Erhöhung der Direktbeteiligung beim Zahnersatz in relativ groben Meßgrößen zusammengefaßt und daraus Schlußfolgerungen abgeleitet. Die Daten zum Zahnersatz werden in diesem Abschnitt anhand der Zeitreihenanalyse detailliert beschrieben, wodurch die bereits dargestellten Folgerungen differenzierter beurteilt werden können.

Mit der Methode der kleinsten Quadrate wurde eine Trendgerade durch die Monatswerte des Jahres 1979 gelegt und auf dieser Grundlage die Werte für das folgende Jahr geschätzt. Aus den Beobachtungswerten nach dem ersten Quartal 1980 wurde der Trend für den Zeitraum nach Ergreifen der Maßnahme bestimmt.

Die lineare Trendgerade ist eindeutig gekennzeichnet durch eine Niveau- und eine Trendgröße. Addiert man zu der Niveaugröße im Monat t = 0 den gemessenen Trendwert hinzu, erhält man den geschätzten Wert für den folgenden Monat usw. Die aus den Daten geschätzten Niveau- und Trendwerte wurden in Tabellenform zusammengefaßt. Tabelle 24 gibt die Schätzwerte zur Entwicklung der Fallzahlen

Tabelle 24: Die Entwicklung der Fallzahlen beim Zahnarzt						
			Trend vor der Maßnahme		Trend nach der Maßnahme	
			Niveau	Steigung	Niveau	Steigung
Kiel		M	821	13,4	763	3,3
		F	274	0,8	266	− 1,0
		R	572	21,3	548	6,2
		G	1 668	35,5	1 578	8,5
Lübeck		M	628	3,5	541	3,1
		F	201	0,6	184	0,0
		R	598	9,0	510	5,5
		G	1 427	13,1	1 235	8,6
Neumünster		M	353	1,6	394	− 1,9
		F	94	2,9	114	− 0,6
		R	239	3,6	289	− 0,3
		G	685	8,1	797	− 2,8
Gesamt		M	1 802	18,4	1 698	4,5
		F	569	4,3	564	− 1,5
		R	1 409	34,0	1 347	11,5
		G	3 780	56,7	3 609	14,5

und Tabelle 25 zur Entwicklung der Ausgaben wieder. Dabei ist zu beachten, daß sich alle Niveauangaben, also auch die für den Zeitraum nach der Maßnahme, auf den Monat t = 0, d. h. auf den Beginn des Untersuchungszeitraums, beziehen.

Da man sich anhand von graphischen Darstellungen einen besseren Überblick über die Wirkung der Maßnahme verschaffen kann, wurden die Beobachtungsdaten und die daraus geschätzten Trendfunktionen auch in Form von Schaubildern wiedergegeben (Vgl. die folgenden Abbildungen 14 bis 21).

Auf der Abszisse wurden jeweils die 36 Monate des Untersuchungszeitraums 1979–1981 abgetragen. Die Ordinate gibt entweder die Ausgaben für Zahnersatz oder die Fallzahlen wieder. Während die Skalierung der Abszizze durch die Wahl des Untersuchungszeitraums fest vorgegeben war, wurde sie auf der Ordinate variabel gewählt. Sie hängt von der Streuung der jeweiligen Beobachtungsdaten ab. Bei Vergleichen von Schaubildern muß folglich die Skala der Ordinaten beachtet werden.

Tabelle 25: Die Entwicklung der Ausgaben für Zahnersatz

		Trend vor der Maßnahme		Trend nach der Maßnahme	
		Niveau	Steigung	Niveau	Steigung
Kiel	M	868 023	19 719	829 940	4 027
	F	281 528	1 137	288 724	− 1 571
	R	279 030	20 864	242 873	6 501
	G	1 428 581	41 721	1 361 537	8 957
Lübeck	M	574 164	16 126	583 384	6 137
	F	167 880	6 983	197 752	817
	R	342 306	5 178	264 182	5 985
	G	1 084 350	28 286	1 045 318	12 938
Neumünster	M	318 444	3 929	556 965	− 5 531
	F	83 371	3 527	133 331	− 743
	R	90 261	4 834	196 964	− 1 135
	G	492 076	12 290	887 260	− 7 410
Gesamt	M	1 760 631	39 773	1 970 289	4 632
	F	532 778	11 646	619 807	− 1 497
	R	711 597	30 877	704 019	11 351
	G	3 005 008	82 296	3 294 116	14 486

In den Schaubildern werden die beobachteten Werte als Punkte wiedergegeben. Da bei den Versicherungen Schleswig-Holsteins nur die Zuschüsse zum Zahnersatz gemessen wurden, mußten die Ausgaben anhand der durchschnittlichen tatsächlichen Selbstbehalts-Prozentsätze geschätzt werden. Für die Übergangszeit von der alten zur neuen Zuschußregelung wurde zur Berechnung der Ausgaben das gleiche Abrechnungsverhalten wie bei der AOK Lindau unterstellt.

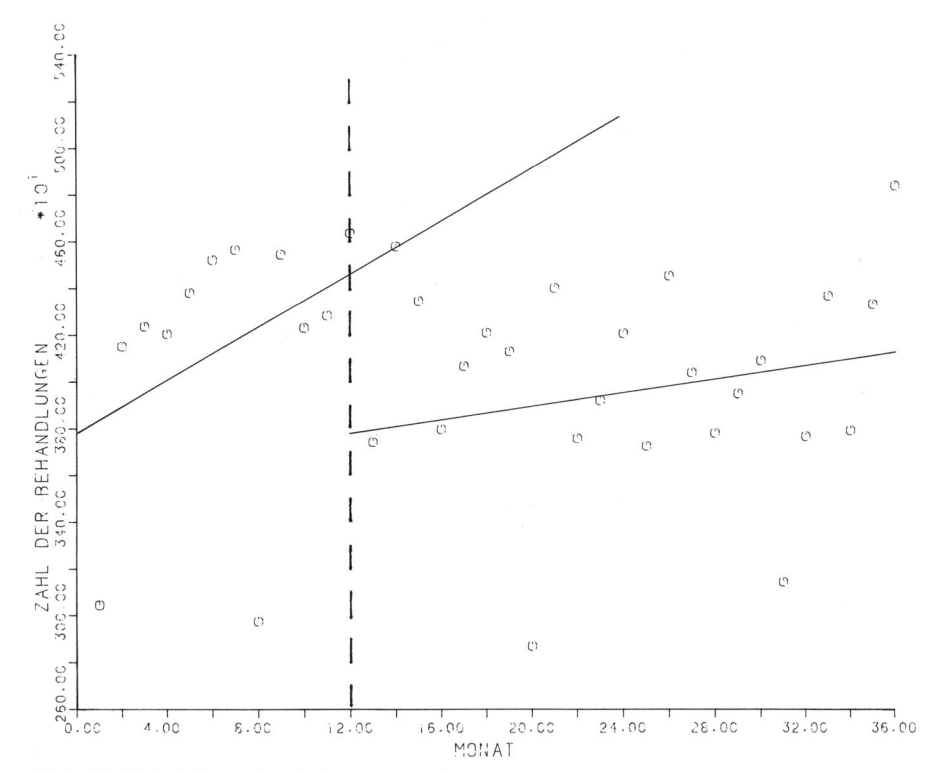

Abb. 14: Entwicklung der Fallzahlen Kiel/Lübeck/Neumünster (Gesamt)

Für die Schätzung des Trends nach der Maßnahme war diese Anpassung nur von geringer Bedeutung, da bei der Trendberechnung die Beobachtungswerte aus dem ersten Quartal 1980 nicht berücksichtigt wurden. Trotzdem wurde die Trendgerade, die die durchschnittliche Entwicklung nach der Maßnahme repräsentiert, in den Schaubildern auch durch dieses Quartal gelegt. Aus den Beobachtungen vor der Maßnahme wurde die zweite Trendgerade ermittelt. Unter der Annahme, daß sich der Trend ohne die Maßnahme zum Jahreswechsel 1979/80 nicht geändert hätte, wurde diese Trendgerade für 12 Monate in den Zeitraum nach der Maßnahme verlängert.[26]

Bei allen Versicherungen wurde sowohl die Entwicklung der Fallzahlen als auch die Entwicklung der Ausgaben geschätzt. Bei den Versicherungen Schleswig-Holsteins wurde zusätzlich nach Mitgliedern, Familienangehörigen und Rentnern unterschieden. Bei der AOK Lindau war eine Unterteilung der Ausgaben nach Zahnarzthonorar und Material- und Laborkosten möglich.

Bei den drei ausgewählten Versicherungen Schleswig-Holsteins ist 1979 die Zahl der Patienten, die Leistungen in Form von Zahnersatz in Anspruch nahmen, jeden

---

[26] Im Text werden nur einige besonders interessant erscheinende Schaubilder wiedergegeben. Die übrigen Abbildungen zu den AOKen Schleswig-Holsteins sind in Anlage B 1 zusammengefaßt. Anlage B 2 ist für die übrigen Abbildungen zu den Versicherungen Bayerns reserviert.

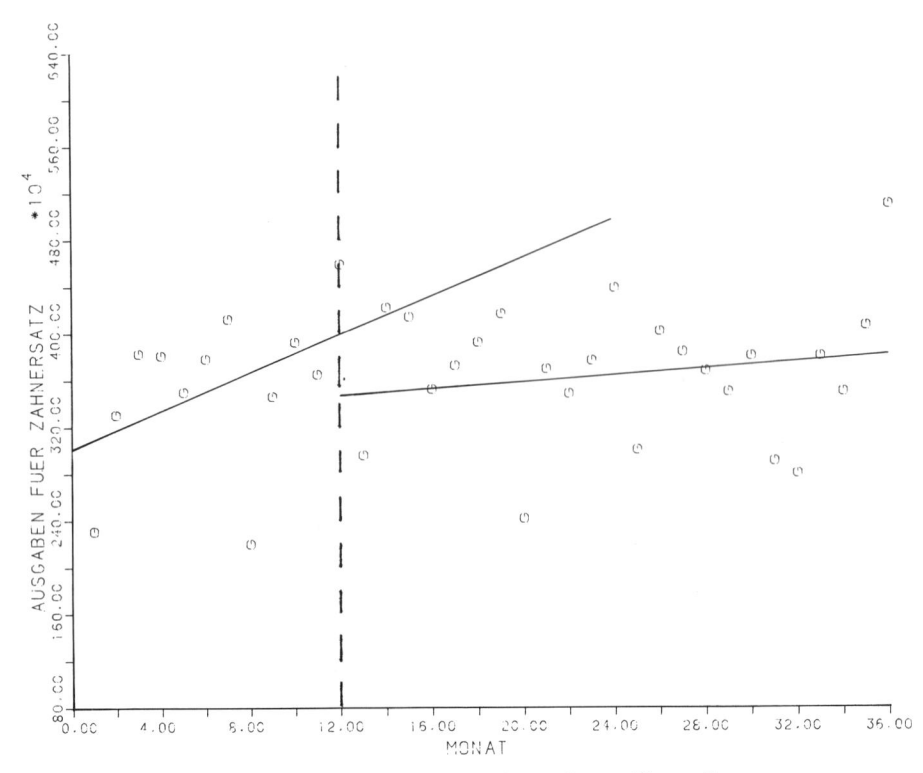

Abb. 15: Entwicklung der Ausgaben Kiel/Lübeck/Neumünster (Gesamt)

Monat im Durchschnitt um 57 gestiegen. Im Zeitraum nach der Maßnahme sind monatlich nur noch 15 Patienten hinzugekommen (Abb. 14). Vergleichbare Beobachtungen konnten bei jeder einzelnen Versicherung und bei jeder Untergruppe von Versicherten gemacht werden (Vgl. Abb. in B 1).

Ähnlich verhielt es sich mit der Entwicklung der Ausgaben. Während 1979 die monatlichen Ausgaben für Zahnersatz um 82 296,– DM stiegen, war nach der Maßnahme nur noch eine Zunahme in Höhe von 14 486,– DM zu beobachten (Abb. 15). Wie bei den Fallzahlen hat sich auch bei den Ausgaben der Trend nach der Maßnahme im Vergleich zum Trend vor der Maßnahme deutlich geändert. Die einzige Ausnahme zeigt sich bei den Rentnern der AOK Lübeck. Bei diesen Versicherten ist der monatliche Ausgabenzuwachs von 5 178,– DM auf 5 985,– DM angestiegen (Vgl. Abb. B 1/15).

Die AOK Neumünster (vgl. Abb. 16 und 17), die beim Vergleich der Ausgaben je Behandlung auffiel, nimmt auch bei der Entwicklung der Fallzahlen und Ausgaben eine Sonderstellung ein. Sowohl bei den Fallzahlen als auch bei den Ausgaben hat sich der Trend umgekehrt. Während 1979 monatlich 12 290,– DM mehr für Zahnersatz ausgegeben worden sind, sanken die Ausgaben bis zum Ende des Untersuchungszeitraums im Schnitt um 7 410,– DM je Monat. Der beim Übergang von der alten zur neuen Zuschußregelung aufgetretene Niveausprung, der sich auch in den Ausgaben je Behandlung vorher und nachher sehr deutlich zeigte, wurde also nach und nach wieder rückgängig gemacht. Die Gründe für diese überraschende Entwicklung im Bereich der AOK Neumünster können hier nicht näher analysiert werden.

Auf die Niveaugrößen, wie sie in den Tabellen 24 und 25 wiedergegeben werden, braucht nicht weiter eingegangen zu werden, da man sich anhand der Schaubilder leichter einen Überblick über die Wirkung der Selbstbehaltserhöhung verschaffen kann. Nur bei den Ausgaben der AOK Neumünster beginnt die Trendfunktion nach der Maßnahme bei einem höheren Niveau (Abb. 25 und 26), während im allgemeinen zu Beginn des Jahres 1980 von einem vergleichsweise niedrigeren Niveau gestartet wurde.

Bei der AOK Lindau konnten negative Zuwachsraten bei den Fallzahlen und dem Zahnarzthonorar beobachtet werden. Nur die Laborkosten sind nach der Maßnahme noch gestiegen. Dadurch nahmen die Gesamtausgaben im Schnitt um 285,– DM je Monat zu. Vor der Maßnahme wuchsen sie noch um 3 064,– DM monatlich (Anlage B 2).

Aus den Ergebnissen der Zeitreihenanalyse kann gefolgert werden, daß die Maßnahme ,,Erhöhung der Direktbeteiligung" zu den prognostizierten Einsparungen beim Leistungsbündel Zahnersatz geführt hat. Diese Aussage kann sich natürlich nur auf die kurzfristige Entwicklung beziehen, da nur für einen Zeitraum von 36 Monaten verwertbare Daten zur Verfügung standen. Die längerfristigen Wirkungen der Maßnahme können nicht mit den hier verwendeten Methoden beurteilt werden.

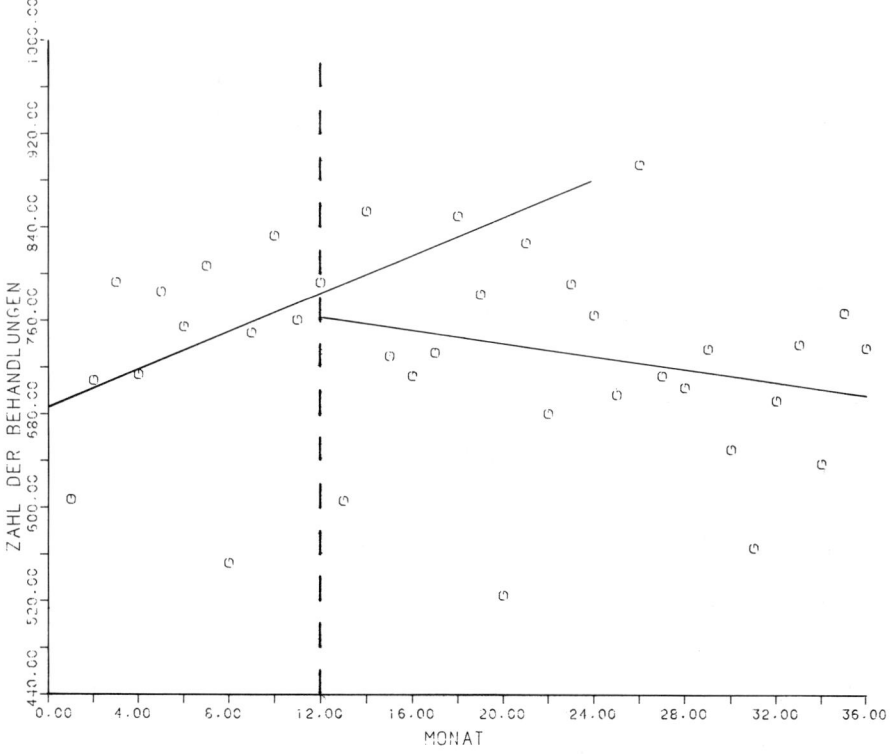

Abb. 16: Entwicklung der Fallzahlen AOK Neumünster (Gesamt)

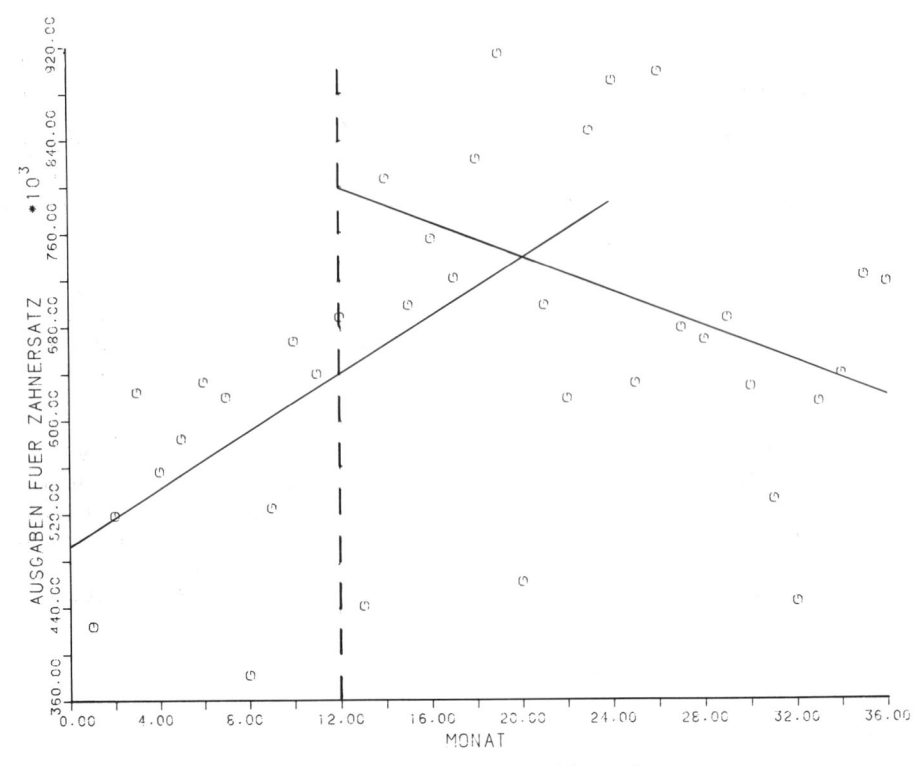

Abb. 17: Entwicklung der Ausgaben AOK Neumünster (Gesamt)

Die Maßnahme hat bei den Versicherungen ziemlich unterschiedliche Wirkungen gezeigt, wodurch die Übertragbarkeit dieser Ergebnisse auf andere Versicherungen eingeschränkt wird. Außerdem können die Beobachtungen nur unter der Annahme, daß sonstige nicht gemessene Einflußgrößen im Untersuchungszeitraum den Trend nicht beeinflußt haben, der Maßnahme zugerechnet werden. Durch den Vergleich von Zeitreihen, wie er im nächsten Abschnitt dargestellt wird, soll diese Annahme geprüft werden.

Tabelle 26: Der Trend in den Fallzahlen und Ausgaben der AOK Lindau				
	Trend vor der Maßnahme		Trend nach der Maßnahme	
	Niveau	Steigung	Niveau	Steigung
Fälle	482	0,3	489	−1,2
Honorar	192 245	211	180 449	−120
Mat. + Lab.	211 607	2 853	222 077	405
Gesamt	403 851	3 064	402 526	285

7.3.4 Die Entwicklung der Nachfrage bei Versicherungen mit unterschiedlichen Zuschußregelungen

Die in den letzten Abschnitten dargestellten Meßergebnisse stützten die Hypothese, daß eine erhöhte Selbstbeteiligung an den Behandlungs- und Laborkosten von Zahnersatz zu einer mengenmäßigen Reduktion der Nachfrage nach diesen medizinischen Leistungen führt. Dabei konnte nicht geprüft werden, ob nicht auch sonstige Einflußfaktoren – wie z. B. die konjunkturelle Entwicklung oder politische Implikationen – für die Nachfrageentwicklung verantwortlich waren. Um eine Fehlinterpretation weitgehend auszuschließen, werden die Trendberechnungen, wie sie für die Krankenversicherungen mit geändertem prozentualem Selbstbehalt verwendet wurden, analog auf Versicherungen angewandt, die ihre Zuschußregelung nicht geändert haben.

Für diesen Vergleich wurden diejenigen AOKen Schleswig-Holsteins herangezogen, die im Beobachtungszeitraum unverändert 80% der Ausgaben für Zahnersatz erstatteten. Diese Versicherungen werden im folgenden als sonstige AOKen Schleswig-Hosteins bezeichnet. Die gemeinsame Entwicklung der Fallzahlen und Ausgaben dieser Versicherungen wird in Relation zu der Entwicklung bei den Versicherungen mit geändertem prozentualem Selbstbehalt gestellt.

Entsprechend wurde die gemeinsame Entwicklung der Nachfrage nach Zahnersatz bei den sonstigen AOKen Bayerns mit derjenigen der AOK Lindau verglichen. Allerdings standen bezüglich der sonstigen AOKen Bayerns nur die Fallzahlen und Gesamtausgaben zur Verfügung. Im Bereich der KZV Bayerns konnten nur für die BKK ENKA nach Zahnarzthonorar und Material- und Laborkosten differenzierte Angaben berücksichtigt werden. Wegen der unterschiedlichen Zusammensetzung der Mitglieder bei den Betriebskrankenkassen und Allgemeinen Ortskrankenkassen ist ein Vergleich mit den Ergebnissen bei der AOK Lindau nur mit Vorbehalt möglich. Trotzdem wurde der Vergleich durchgeführt, um wenigstens Anhaltspunkte bezüglich der Entwicklung von Zahnarzt-Honorar und Laborkosten zu erhalten. Die BKK ENKA gewährte im Beobachtungszeitraum durchgehend einen Zuschuß von 75%.

Geht man davon aus, daß die oben beobachteten Entwicklungen der Fallzahlen und Ausgaben ausschließlich durch die erhöhte finanzielle Inanspruchnahme der Patienten erklärt wird und sonstige Einflußgrößen im Beobachtungszeitraum auf dem Markt für Zahnersatz keine Rolle gespielt haben, dürfte sich bei den sonstigen AOKen Schleswig-Holsteins und der BKK ENKA der Trend im gesamten Untersuchungszeitraum nicht geändert haben.

Tatsächlich läßt sich aber bei den sonstigen AOKen Schleswig-Holsteins beobachten, daß auch ohne eine Verringerung der Zuschüsse die Zuwächse der Fallzahlen in den Jahren 1980 und 1981 geringer waren als im Jahr 1979 (Abb. 18). Während zu Beginn des Beobachtungszeitraums monatlich im Schnitt 149 Fälle mehr beobachtet wurden, waren es in den folgenden Monaten durchschnittlich nur noch 60 zusätzliche Patienten, die sich Zahnersatz anfertigen oder reparieren ließen (Tabelle 27). Analog verhielt es sich mit den monatlichen Zuwächsen bei den Ausgaben (Abb. 19). Während diese 1979 im Schnitt noch um 222 965,– DM stiegen, war 1980/81 nur ein monatlicher Zuwachs von 67 050,– DM zu beobachten. Folglich können die Meßergebnisse bei den Versicherungen mit geänderter Zuschußgewährung nicht – wie das oben getan wurde – ausschließlich dem Instrument „Direktbeteiligung" zugeordnet werden.

Tabelle 27: Der Trend in den Fallzahlen und Ausgaben der sonstigen AOKen Schleswig-Holsteins

		Trend 1979		Trend 1980/81	
		Niveau	Steigung	Niveau	Steigung
Fälle:	M	4 339	54	4 261	26
	F	1 599	16	1 650	0
	R	3 387	79	3 282	33
	G	9 325	149	9 193	60
Ausgaben:	M	3 815 299	116 359	3 360 565	38 689
	F	1 314 084	34 812	1 369 421	− 606
	R	1 516 918	71 794	1 116 663	28 966
	G	6 646 300	222 965	5 846 650	67 050

Tabelle 28: Jährliche Zuwachsraten bei den Fällen und Ausgaben in Schleswig-Holstein (%)

		Kiel/Lübeck Neumünster		sonst. AOKen Schleswig-Holsteins	
		1979	1980/81	1979	1980/81
Fälle:	M	12,3	3,2	14,9	7,3
	F	9,1	− 3,2	12,0	0,0
	R	29,0	10,2	28,0	12,1
	G	18,0	4,8	19,2	7,8
Ausgaben:	M	27,1	2,8	36,6	13,8
	F	26,2	− 2,9	31,8	− 0,5
	R	52,1	19,3	56,8	31,1
	G	32,9	5,3	40,3	13,8

Tabelle 29: Der Trend in den Fallzahlen und Ausgaben der BKK ENKA

	Trend 1979		Trend 1980/81	
	Niveau	Steigung	Niveau	Steigung
Fälle	151	0	143	1
Honorar	49 316	399	38 018	654
Mat. + Lab.	51 794	917	35 194	1 246
Gesamt	101 110	1 316	73 213	1 900

Umgekehrt kann man daraus folgern, daß auch ohne eine Erhöhung der prozentualen Direktbeteiligung bei den Versicherungen Kiel, Lübeck und Neumünster eine „Normalisierung" bei der Entwicklung der Fälle und Ausgaben eingetreten wäre. Es bleibt allerdings zu prüfen, ob über diesen „Normalisierungseffekt" hinaus Einsparungen erzielt wurden, die dann ohne große Gefahr der Fehlinterpretation der höheren Beteiligung der Patienten an den Ausgaben zugerechnet werden können. Zu diesem Zweck wurden, um die einzelnen Trendergebnisse besser vergleichen zu können, die jährlichen prozentualen Zuwachsraten für die Jahre 1979 und 1980/81 berechnet (Tabelle 28).

Bei allen Versicherungen Schleswig-Holsteins sind 1980/81 die Zuwachsraten der Zahl der Behandlungen und der Ausgaben gegenüber 1979 gesunken. Dabei war der Rückgang bei den Versicherungen mit geänderter Zuschußgewährung in allen Fällen stärker ausgeprägt. Während 1979 die Zahl der Behandlungen bei den beiden Gruppen von Versicherungen etwa im gleichen Maße stieg (18% bzw. 19,2%), war in den folgenden zwei Jahren ein deutlicher Unterschied zu beobachten (4,8% gegenüber 7,8%). Überraschenderweise war die Ausgangssituation bezüglich der Ausgaben bei den Versicherungen, die die Direktbeteiligung erhöht haben, günstiger als bei den sonstigen Versicherungen. Der prozentuale Zuwachs in den Ausgaben lag bei den sonstigen Versicherungen mit 40,3% deutlich höher als bei den Versicherungen mit geändertem Zuschußverhalten. Deren Ausgaben stiegen um „nur" 32,9%. Die für die Jahre 1980/81 berechneten Zuwachsraten von 5,3% bzw. 13,8% unterscheiden sich deutlich. Wegen der unterschiedlichen Ausgangssituationen kann aber nicht der gesamte Effekt dem höheren Selbstbehalt zugerechnet werden.

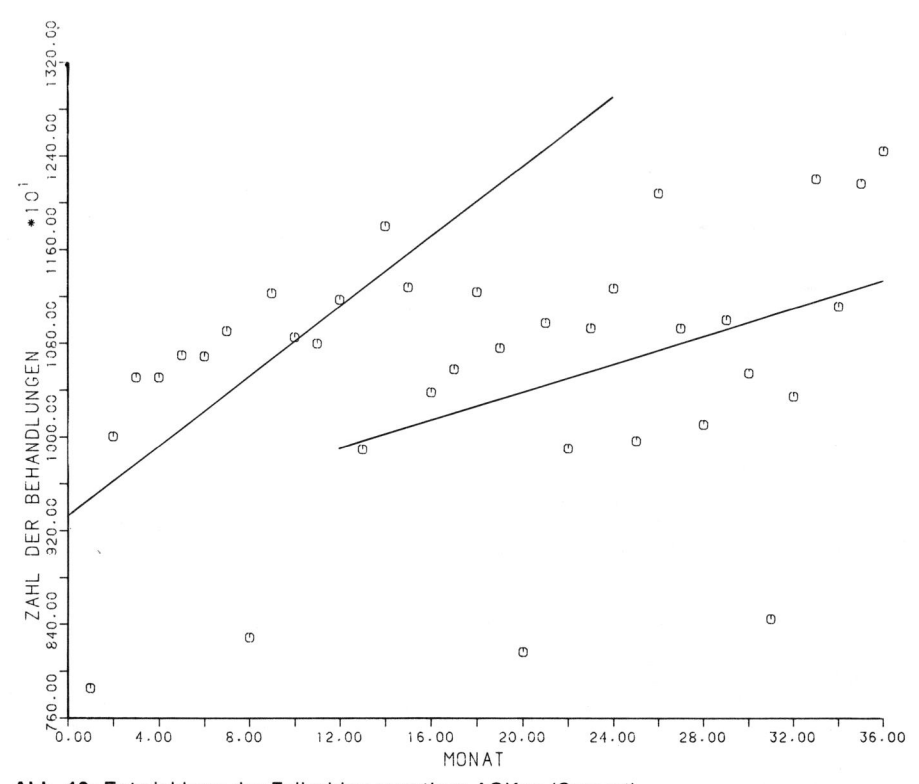

Abb. 18: Entwicklung der Fallzahlen sonstiger AOKen (Gesamt)

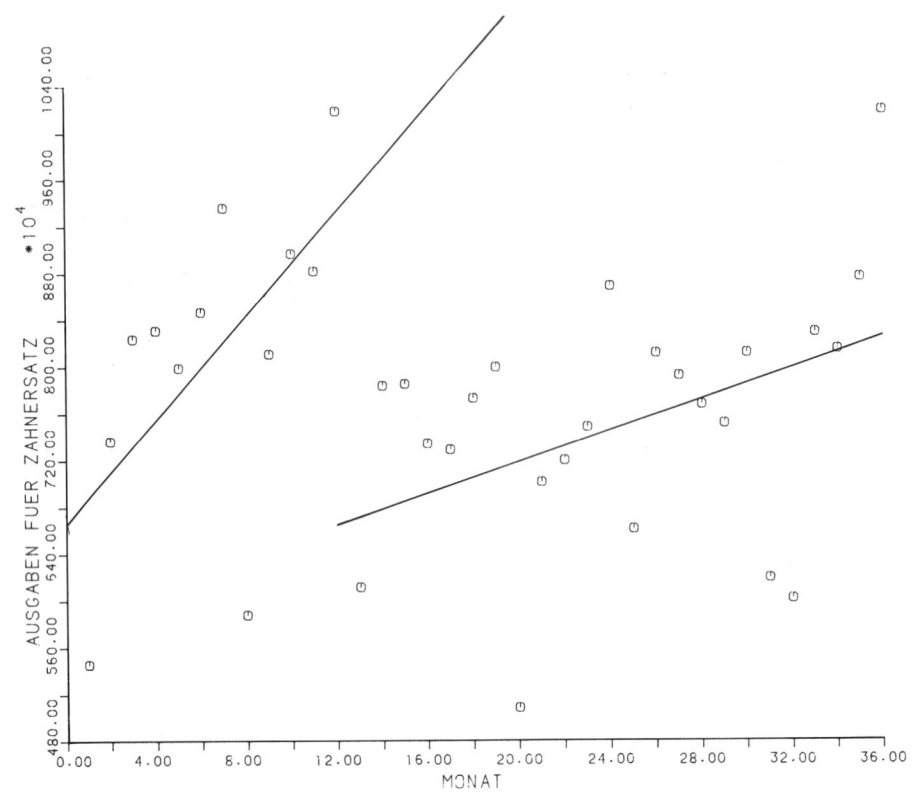

Abb. 19: Entwicklung der Ausgaben sonstiger AOKen (Gesamt)

Für die Versicherungen Schleswig-Holsteins kann zusammenfassend festgehalten werden, daß sich das Instrument ,,Erhöhung der prozentualen Direktbeteiligung beim Zahnersatz" bezüglich der Entwicklung der Zahl der behandelten Personen und der Gesamtausgaben der Versicherungen als günstig erwiesen hat. Der Vergleich mit den Versicherungen, die ihre Zuschußgewährung im Beobachtungszeitraum nicht geändert haben, zeigt jedoch, daß die Wirkungen nicht so stark waren wie ursprünglich angenommen.

Tabelle 30: Der Trend in den Fallzahlen und Ausgaben der sonstigen AOKen Bayerns				
	Trend 1979		Trend 1980/81	
	Niveau	Steigung	Niveau	Steigung
Fälle	61 288	214	56 521	364
Honorar Mat. + Lab. Gesamt	: : 48 617 568	: : 1 059 821	: : 51 547 253	: : 591 075

Wie bei den Versicherungen Schleswig-Holsteins wurden auch für den Bereich der KZV Bayerns Trendwerte berechnet und daraus die jährlichen Zuwachsraten bestimmt. Tabelle 29 gibt die Trendwerte wieder, wie sie bei der BKK ENKA beobachtet werden konnten. Der Trend in den Ausgaben und Fällen der AOKen Bayerns (ohne AOK Lindau) kann der Tabelle 30 entnommen werden. Aus diesen Trendwerten wurden, ebenfalls wie bei den AOKen Schleswig-Holsteins, die jährlichen Zuwachsraten bestimmt. Bei den Ausgaben wurde – soweit möglich – nach Zahnarzt-Honorar und Material- und Laborkosten unterschieden (Vgl. Tabelle 31).

Bei den sonstigen AOKen Bayerns stieg die Zahl der behandelten Personen 1979 monatlich um 214, in den folgenden zwei Jahren wurden im Schnitt monatlich 364 Personen zusätzlich behandelt (Abb. 20). Dies bewirkte jedoch keine entsprechenden Ausgabenzuwächse. 1979 stiegen die Ausgaben um durchschnittlich etwa 1 Mill. DM, danach waren es nur noch etwa 600 000,– DM monatlich. Im gleichen Zeitraum blieb bei der AOK Lindau die Zahl der Behandlungen zuerst nahezu konstant und ging dann geringfügig zurück (Abb. 21). Insofern scheint es der AOK Lindau durch die Erhöhung der prozentualen Direktbeteiligung beim Zahnersatz gelungen zu sein, sich von der allgemeinen Entwicklung der AOKen Bayerns abzukoppeln (Vgl. Tabelle 31; vgl. auch Tabelle 26).

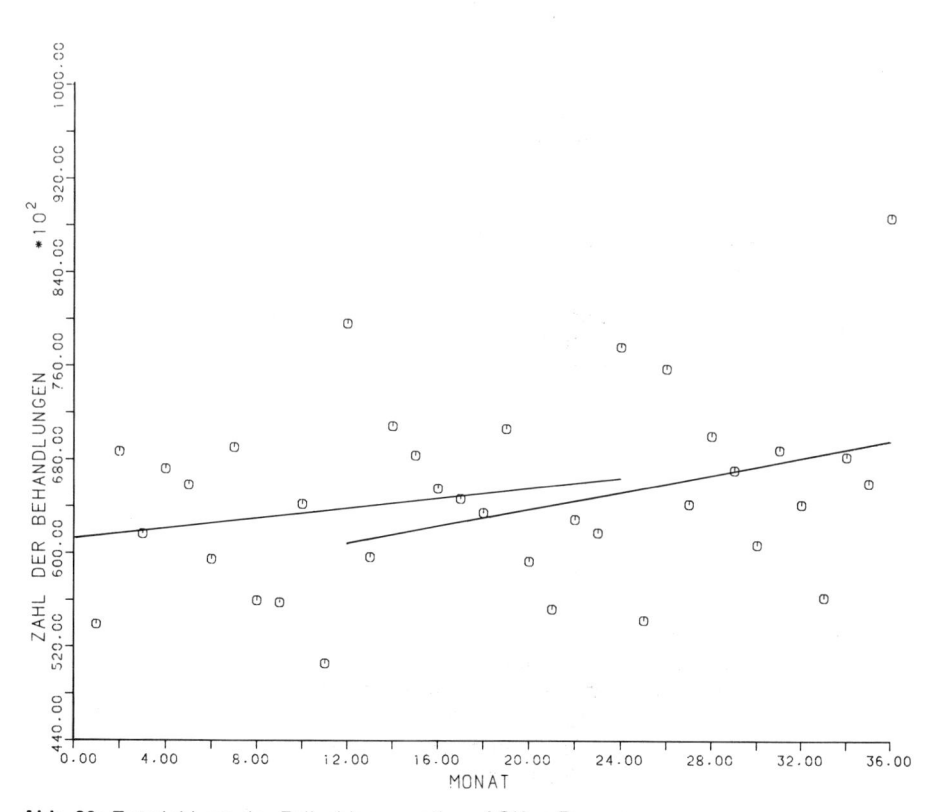

Abb. 20: Entwicklung der Fallzahlen sonstiger AOKen Bayerns

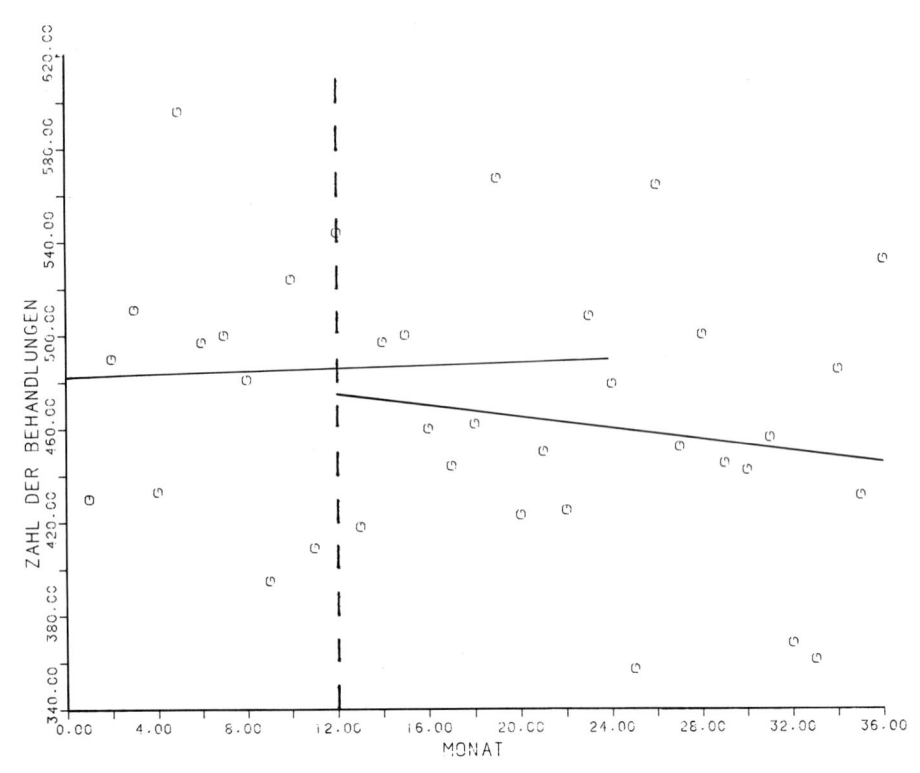

Abb. 21: Entwicklung der Fallzahlen AOK Lindau (Fälle)

Tabelle 31: Jährliche Zuwachsraten bei den Fällen und Ausgaben in Bayern (%)						
	AOK Lindau		BKK ENKA		sonst. AOKen Bayerns	
	1979	1980/81	1979	1980/81	1979	1980/81
Fälle	0,7	−2,9	3,9	4,4	4,2	7,7
Honorar	1,3	−0,8	9,7	20,6	:	:
Mat. + Lab.	16,2	2,2	21,2	42,5	:	:
Gesamt	9,1	0,8	15,6	31,1	26,2	13,8

Bezüglich der Ausgaben fällt der Vergleich nicht so eindeutig aus. Die Ausgaben stiegen bei der AOK Lindau 1979 noch um 3 064,– DM und nach der Maßnahme um 285,– DM monatlich. Auch in diesem Fall ermöglichen also erst die Zuwachsraten einen unmittelbaren Vergleich. Während bei der AOK Lindau die Gesamtausgaben für Zahnersatz vor der Maßnahme noch um 9,1% stiegen, wurde nach der Maßnahme nur noch ein Zuwachs von 0,8% beobachtet. Bei den sonstigen AOKen Bayerns, die ihre Zuschußregelungen nicht geändert haben, war ein Rückgang in den Ausgabenzuwächsen von 26,2% auf 13,8% zu beobachten. Auch an dieser Stelle ist wie schon für den Bereich der KZV Schleswig-Holsteins festzuhalten, daß sich nicht die Krankenversicherungen mit der ungünstigsten Kostenentwicklung zu einer Verminderung der Zuschüsse zum Zahnersatz entschlossen hatten.

Im Gegensatz zu den sonstigen AOKen Bayerns zeigt sich bei der BKK ENKA, die im gesamten Beobachtungszeitraum einen Zuschuß von 75% gewährte, nur ein leichter Anstieg in der Zahl der behandelten Personen. Dagegen stiegen die Ausgaben zwischen 1980 und 1981 jährlich um 31,1%, während 1979 ein Zuwachs von 15,6% zu beobachten war. Sowohl das Honorar für die zahnärztlichen Leistungen als auch die Material- und Laborkosten waren an dieser Entwicklung beteiligt.

Der Vergleich der Krankenversicherungen Bayerns zeigt, daß die einzelnen Krankenversicherungen sich selbst in einem als relativ homogen anzusehenden Beobachtungszeitraum sehr unterschiedlich entwickeln können, wodurch die Beurteilung der Wirksamkeit der Direktbeteiligung der Patienten wesentlich erschwert wird. Die Entwicklung bei der AOK Lindau fiel deutlich günstiger aus als bei der BKK ENKA. Es kann jedoch nicht gefolgert werden, daß dies ausschließlich auf die Erhöhung der Direktbeteiligung zurückgeführt werden kann. Immerhin waren bei der AOK Lindau nach der Maßnahme rückläufige Fallzahlen zu beobachten, während bei den sonstigen AOKen Bayerns ein verstärkter Zuwachs zu beobachten war. Dagegen waren die Ausgabenzuwächse bei beiden rückläufig. Auch bei der AOK Lindau sind somit die auf die geänderte Zuschußregelung zurückführbaren Wirkungen geringer zu veranschlagen, als man bei einer isolierten Betrachtung dieser Versicherung vermuten würde.

8 Anmerkungen zur Beurteilung der Meßergebnisse beim Zahnersatz

Ein Überblick über die Meßergebnisse beim Zahnersatz wurde in der Einleitung gegeben. Es ist daher nicht notwendig, diese hier noch einmal im einzelnen zu wiederholen. Allerdings sollen einige Aspekte kurz umrissen werden, die die Beurteilung der Meßergebnisse erleichtern sollen.

Besonders hervorzuheben sind die deutlichen Unterschiede in der Entwicklung der Nachfrage nach Zahnersatz bei den untersuchten Krankenversicherungen. Zur Beurteilung der Wirkung einer Erhöhung der Direktbeteiligung genügt es daher nicht, nur eine Versicherung zu untersuchen bzw. von den Erfahrungen einer Versicherung auszugehen.[27]

Diese unterschiedlichen Entwicklungen sind selbst wieder erklärungsbedürftig. So können als Folge oder unabhängig von der Maßnahme Strukturverschiebungen bei den zahnmedizinischen Leistungen eingetreten sein. Dabei sind einerseits Strukturverschiebungen innerhalb des Leistungsbündels „Zahnersatz" anzuführen. Beim Zahnersatz handelt es sich keineswegs um ein homogenes Gut, vielmehr wird eine Vielzahl sehr unterschiedlicher Formen des Zahnersatzes angeboten. Verschiebungen können auch zwischen der Neuanfertigung und Wiederherstellung von Zahnersatz aufgetreten sein.[28] Weiterhin kommen Verschiebungen zwischen Zahnersatz und sonstigen zahnmedizinischen Leistungen in Frage. Auf diese Aspekte wurde hier nicht näher eingegangen, da entweder entsprechend disaggregierte Daten nicht zu Verfügung standen oder deren Aufbereitung im zeitlichen Rahmen dieser Studie nicht möglich war.

Dies ist vor dem Hintergrund zu sehen, daß die gesetzlichen Krankenversicherungen nur vereinzelt Interesse an der Analyse des Marktes für Zahnersatz bekundet haben und die einzelnen KZVen ihr Datenmaterial sehr unterschiedlich aufbereiten. Die These, daß eine prozentuale Erhöhung der Direktbeteiligung für Zahnersatz die Entwicklung der Fallzahlen und der Ausgaben bremst, kann jedoch in der vorliegenden Untersuchung bestätigt werden.

---

[27] o. V.: „Zahnersatz" in: Arbeit und Sozialpolitik, 15. Sept. 1981, S. 11.
[28] Vgl. ebenda.

Anlage B 1: Entwicklung der Fallzahlen und Ausgaben für Zahnersatz in Schleswig-Holstein

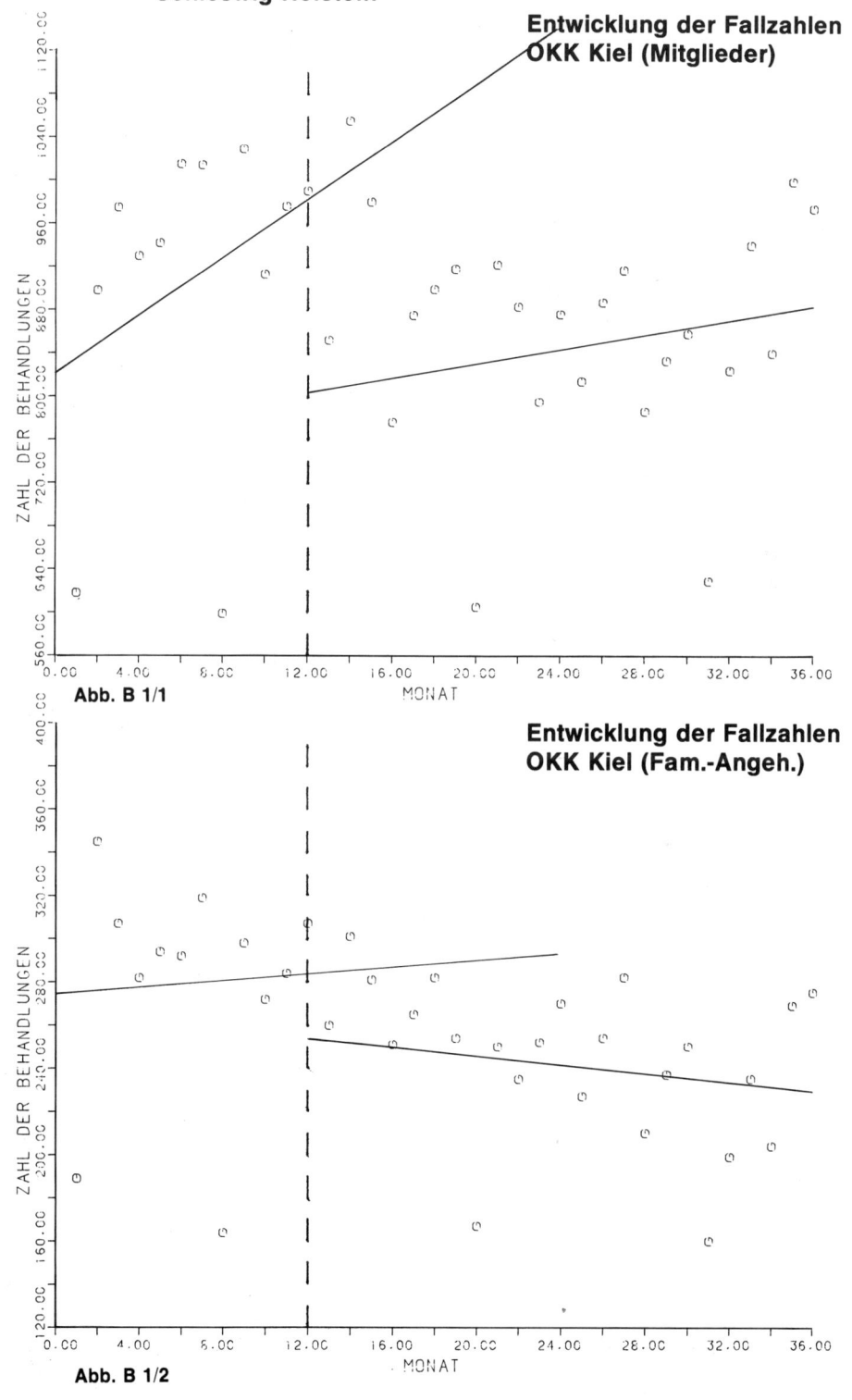

Entwicklung der Fallzahlen OKK Kiel (Mitglieder)

Abb. B 1/1

Entwicklung der Fallzahlen OKK Kiel (Fam.-Angeh.)

Abb. B 1/2

107

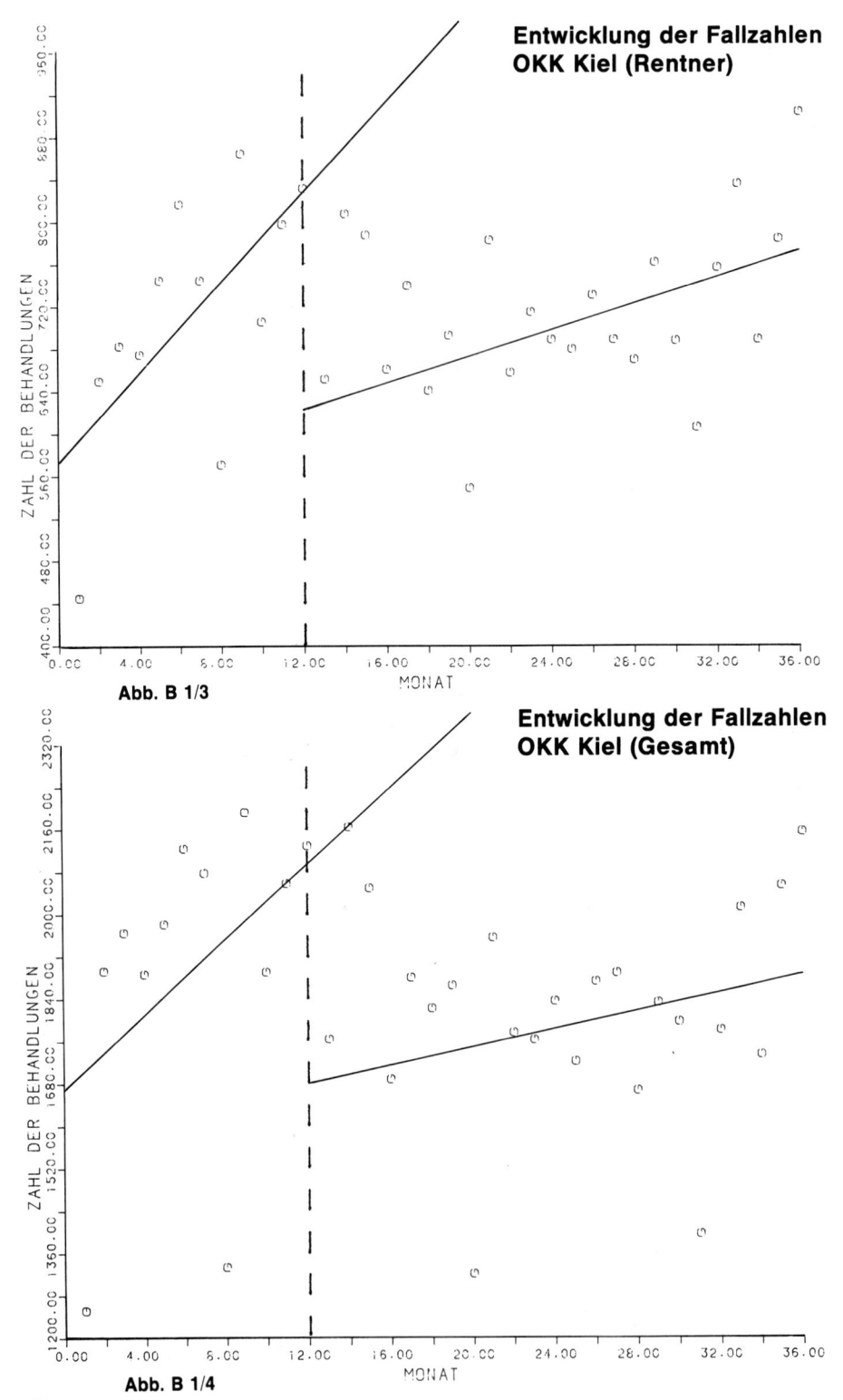

Abb. B 1/3 — Entwicklung der Fallzahlen OKK Kiel (Rentner)

Abb. B 1/4 — Entwicklung der Fallzahlen OKK Kiel (Gesamt)

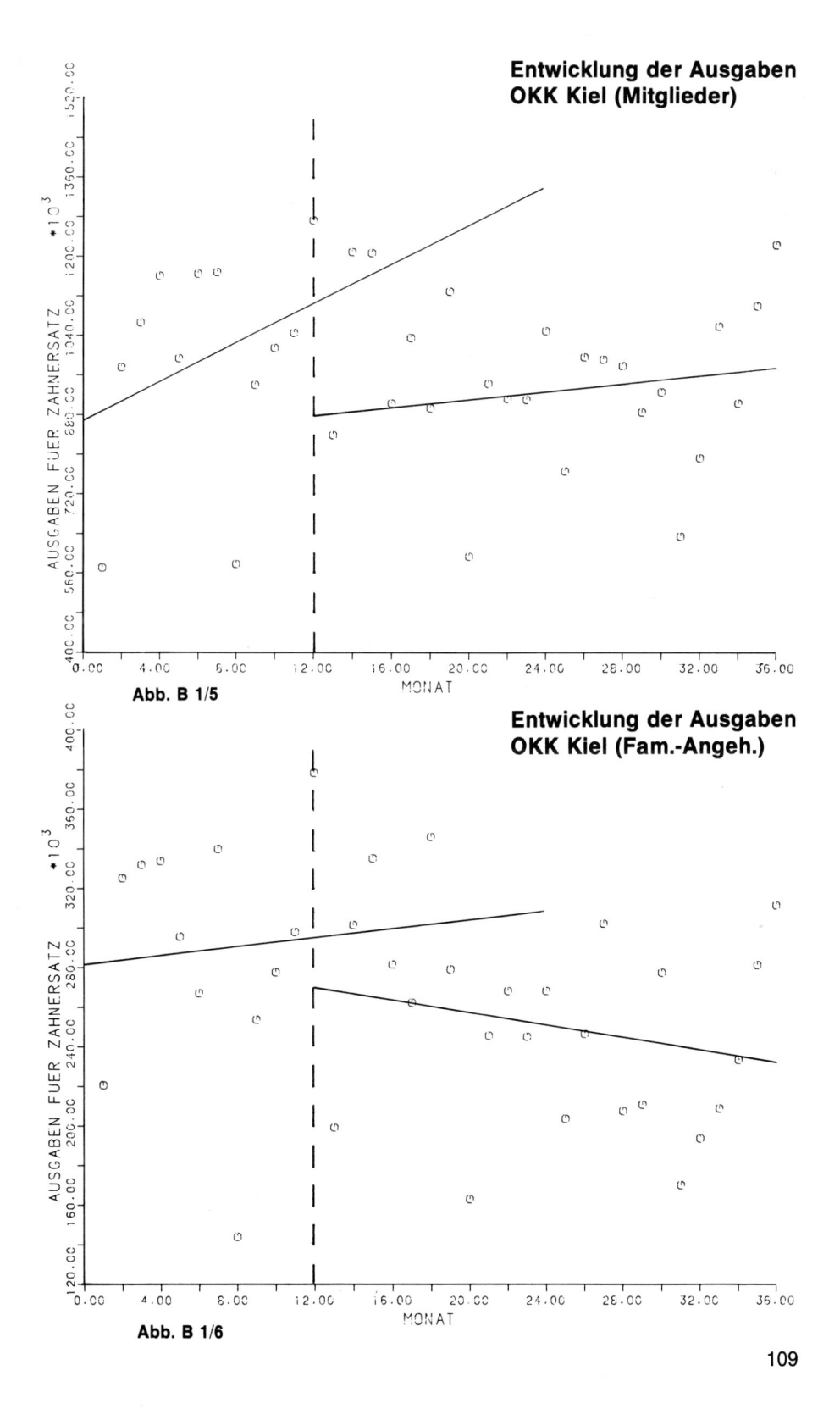

Abb. B 1/5   **Entwicklung der Ausgaben OKK Kiel (Mitglieder)**

Abb. B 1/6   **Entwicklung der Ausgaben OKK Kiel (Fam.-Angeh.)**

Entwicklung der Ausgaben OKK Kiel (Rentner)

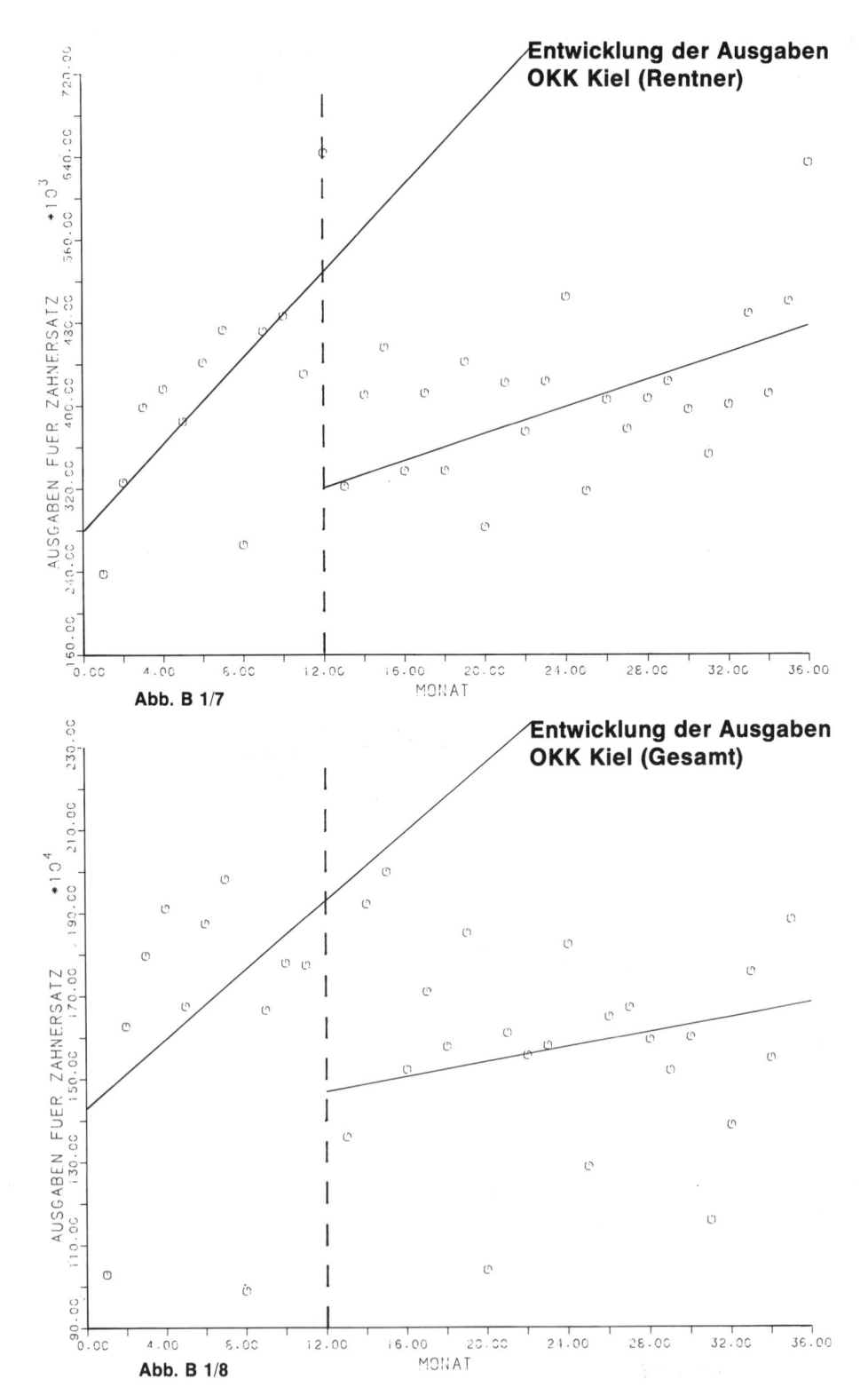

Abb. B 1/7

Entwicklung der Ausgaben OKK Kiel (Gesamt)

Abb. B 1/8

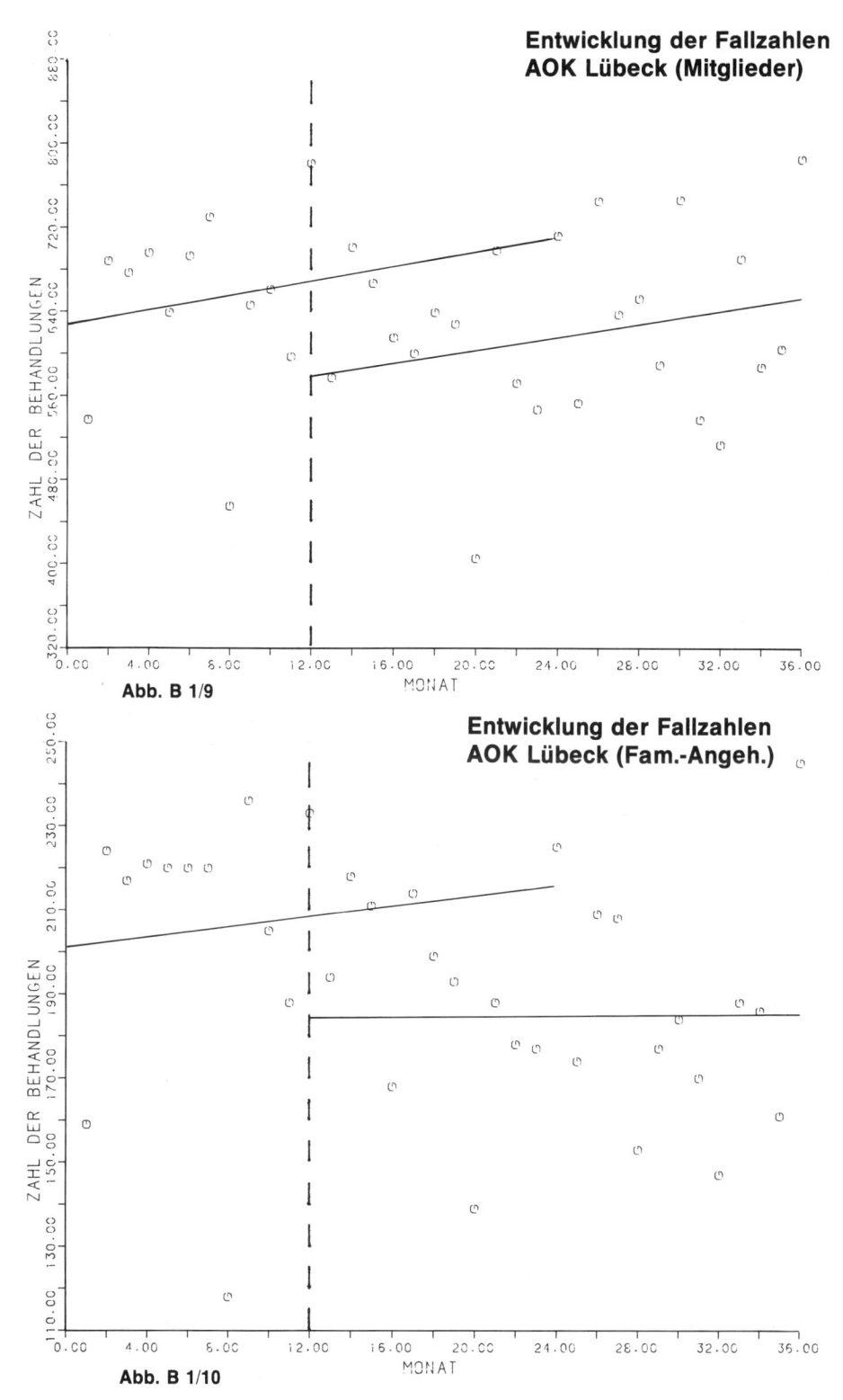

**Entwicklung der Fallzahlen
AOK Lübeck (Mitglieder)**

Abb. B 1/9

**Entwicklung der Fallzahlen
AOK Lübeck (Fam.-Angeh.)**

Abb. B 1/10

111

**Entwicklung der Fallzahlen
AOK Lübeck (Rentner)**

Abb. B 1/11

**Entwicklung der Fallzahlen
AOK Lübeck (Gesamt)**

Abb. B 1/12

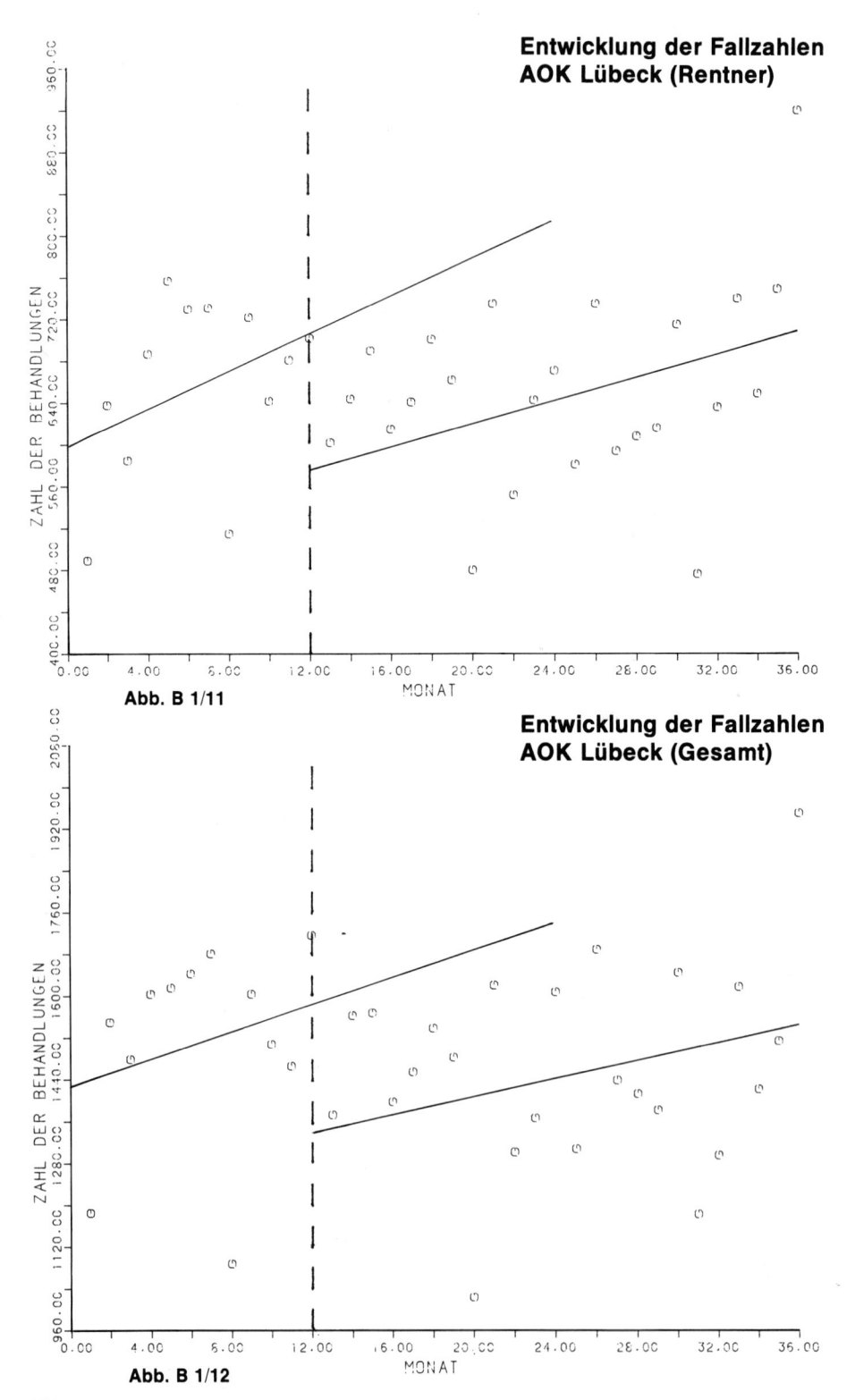

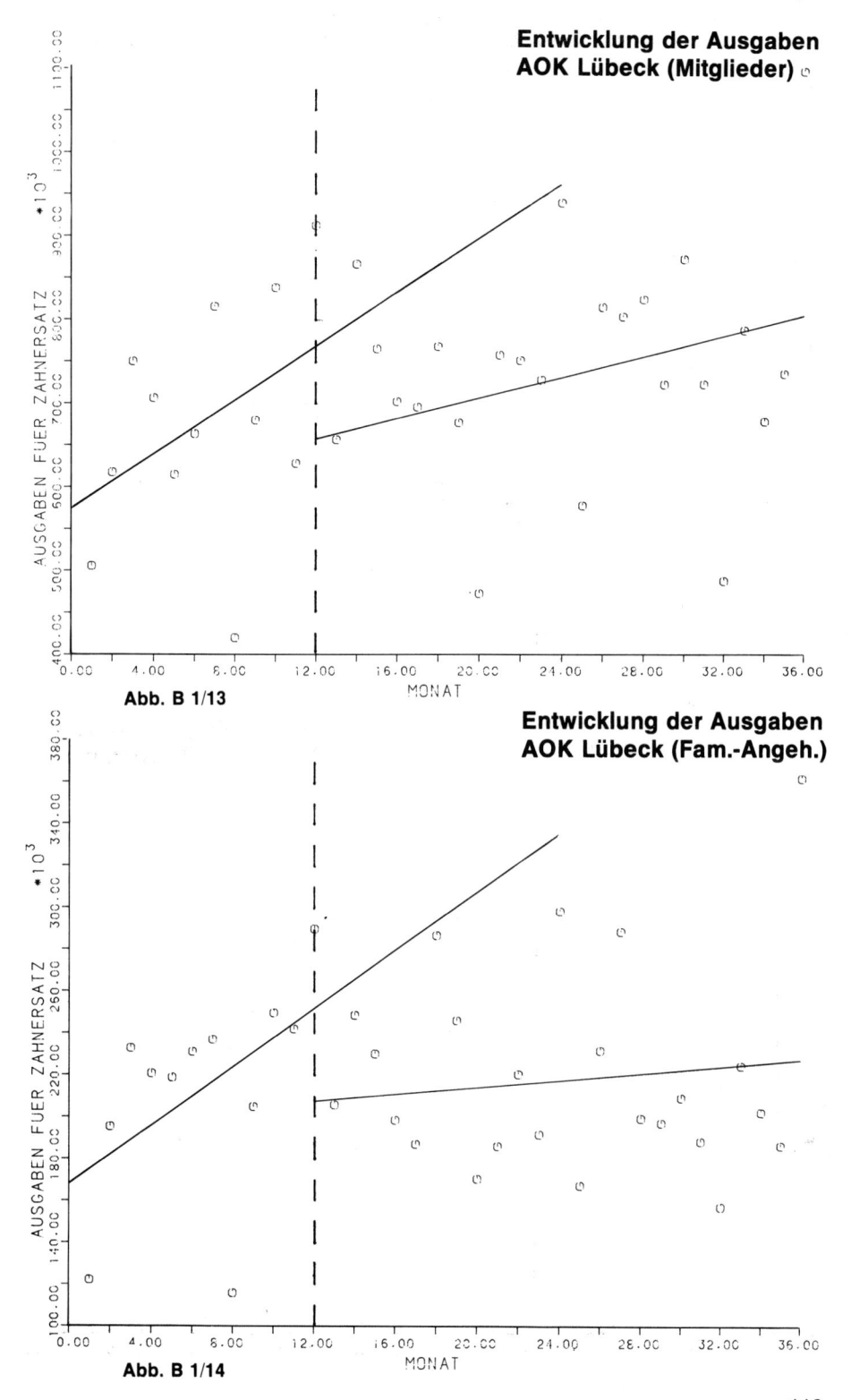

Entwicklung der Ausgaben AOK Lübeck (Mitglieder)

Abb. B 1/13

Entwicklung der Ausgaben AOK Lübeck (Fam.-Angeh.)

Abb. B 1/14

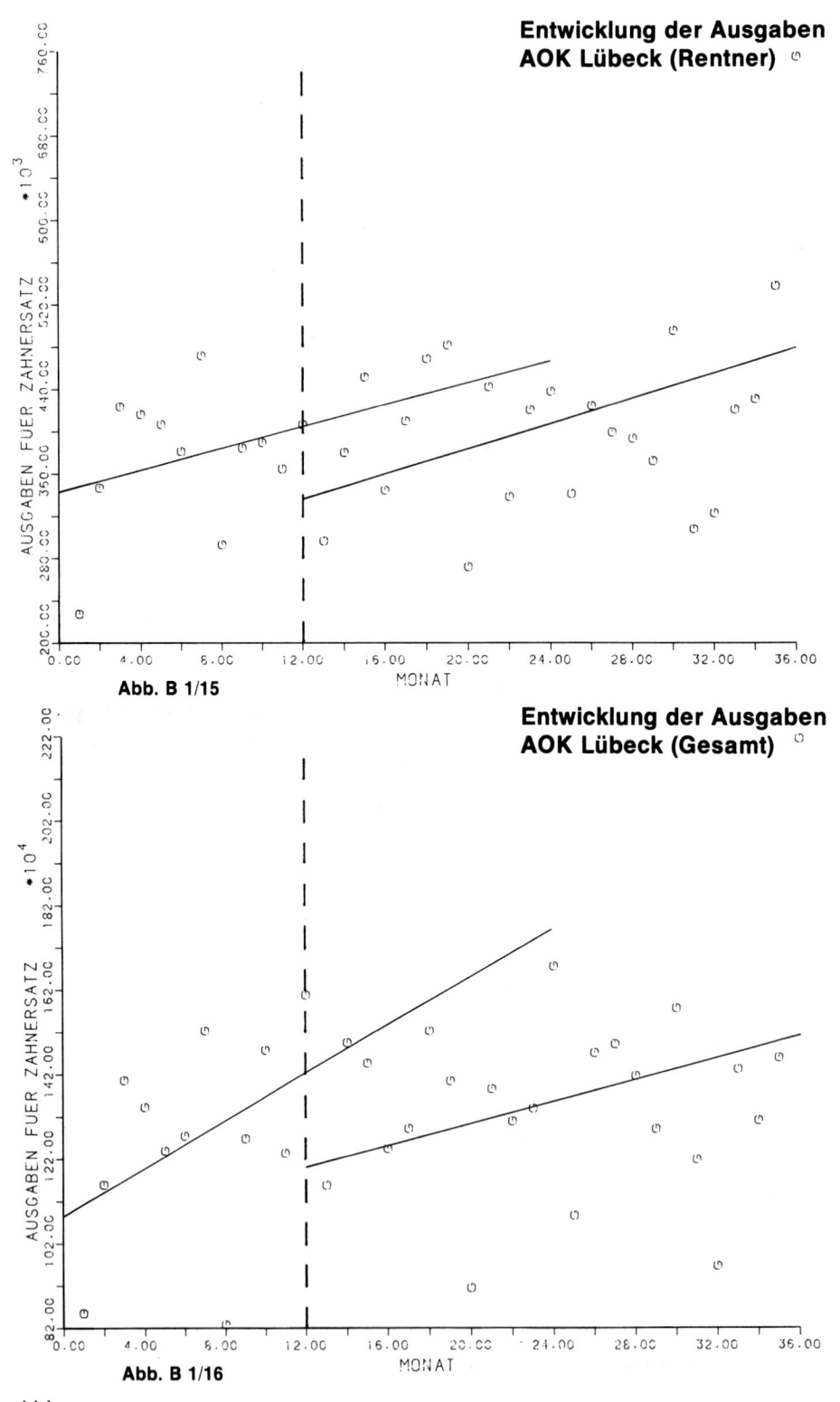

Abb. B 1/15 — Entwicklung der Ausgaben AOK Lübeck (Rentner)

Abb. B 1/16 — Entwicklung der Ausgaben AOK Lübeck (Gesamt)

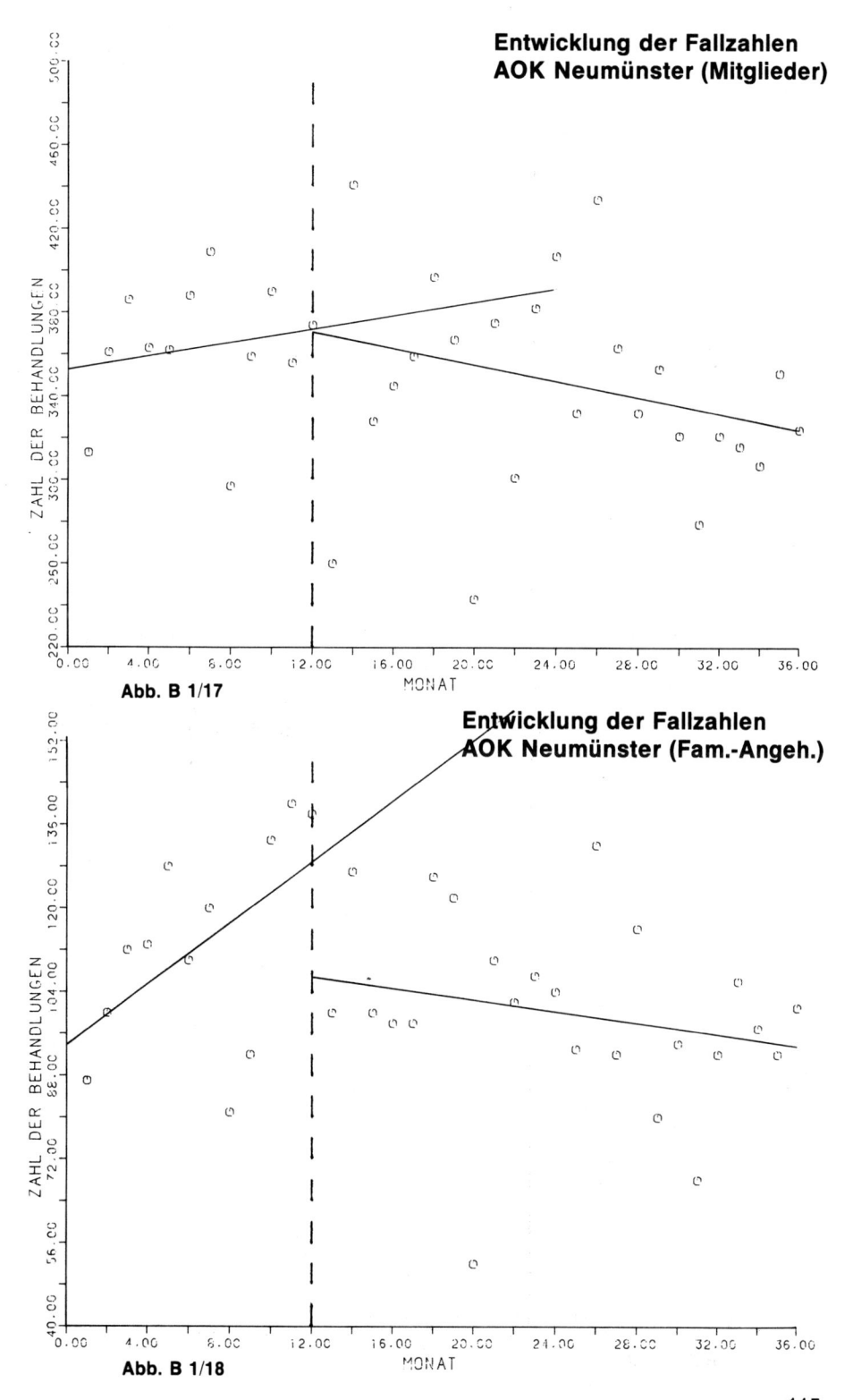

**Entwicklung der Fallzahlen
AOK Neumünster (Mitglieder)**

Abb. B 1/17

**Entwicklung der Fallzahlen
AOK Neumünster (Fam.-Angeh.)**

Abb. B 1/18

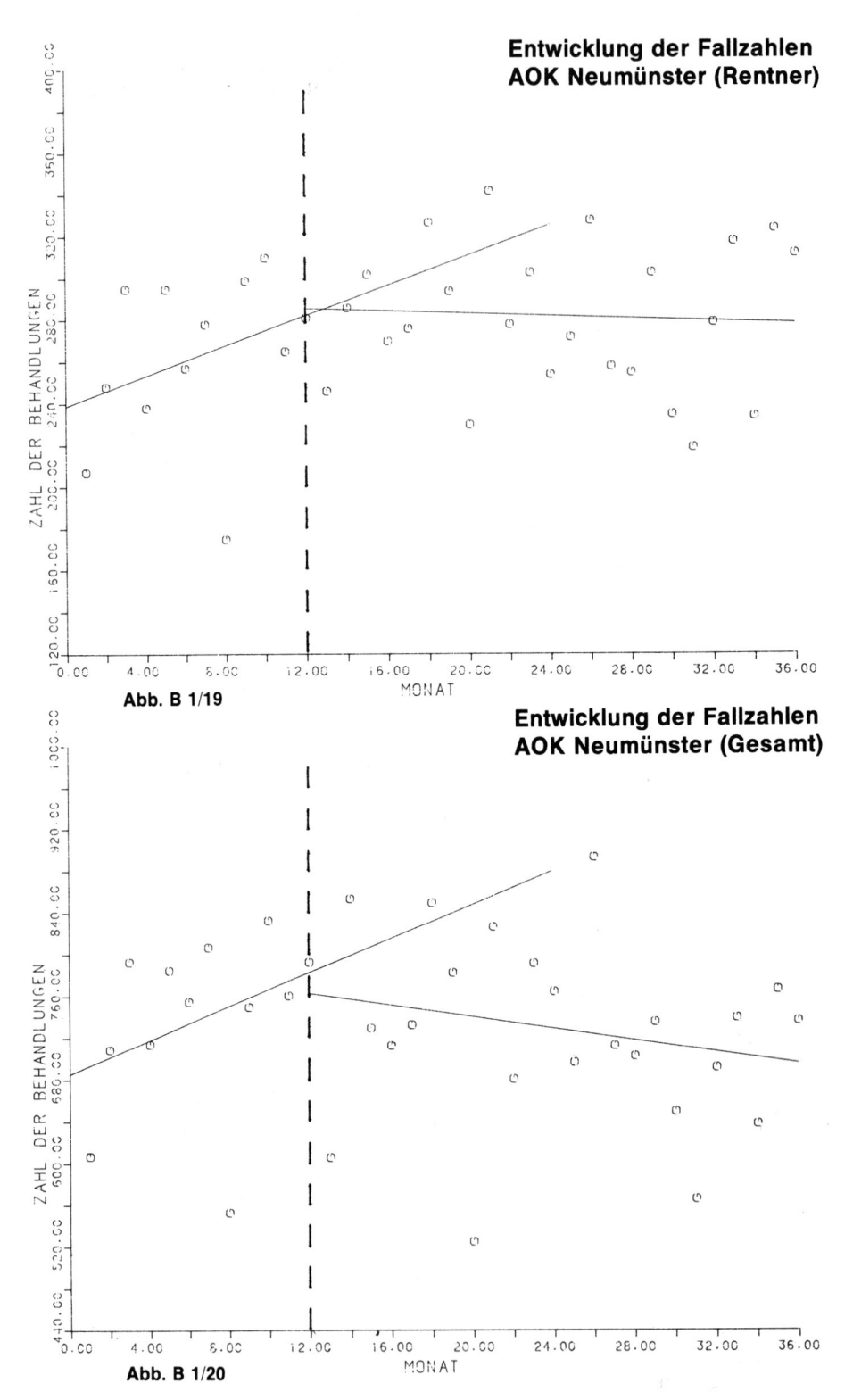

Entwicklung der Fallzahlen AOK Neumünster (Rentner)

Abb. B 1/19

Entwicklung der Fallzahlen AOK Neumünster (Gesamt)

Abb. B 1/20

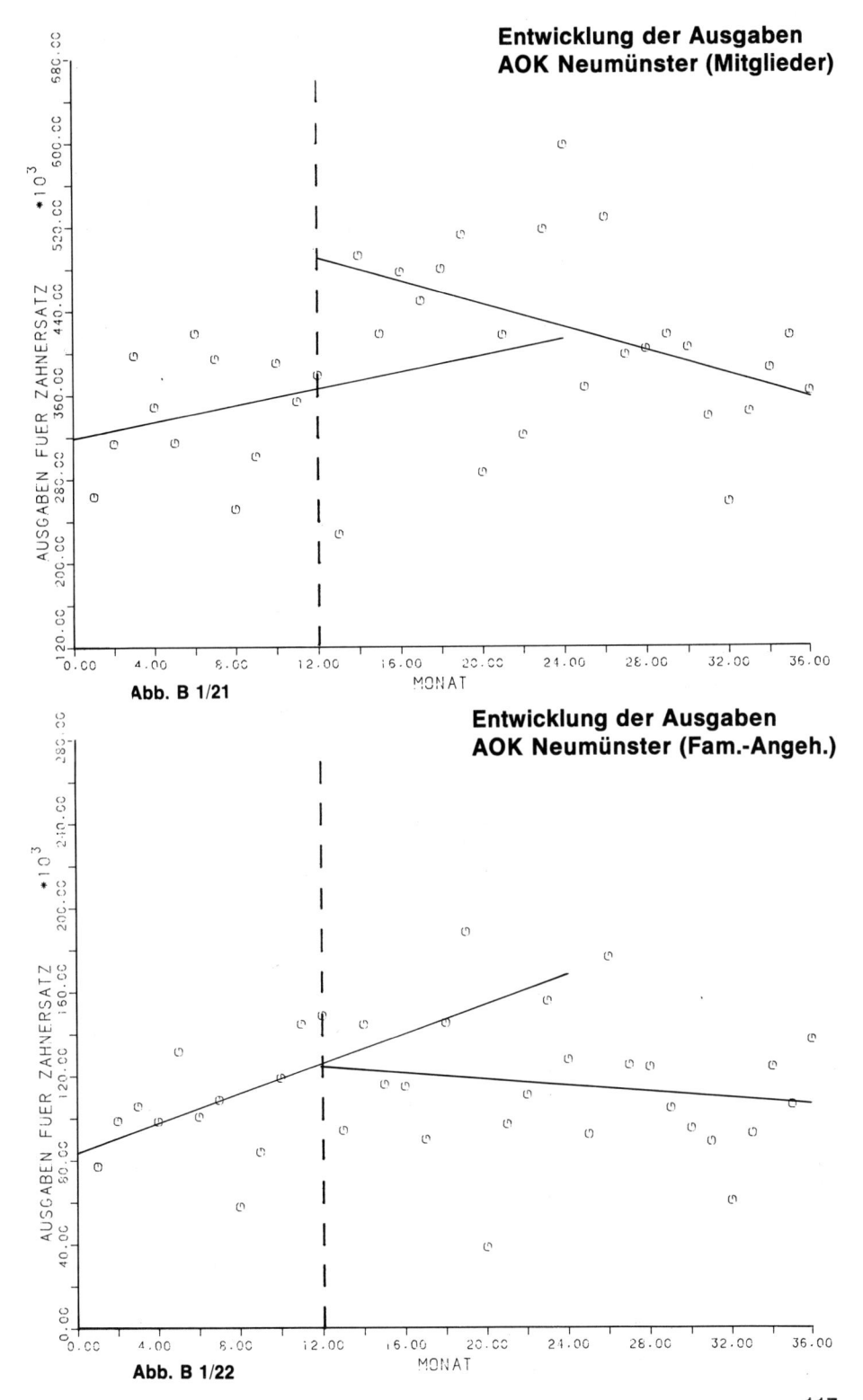

**Entwicklung der Ausgaben
AOK Neumünster (Mitglieder)**

Abb. B 1/21

**Entwicklung der Ausgaben
AOK Neumünster (Fam.-Angeh.)**

Abb. B 1/22

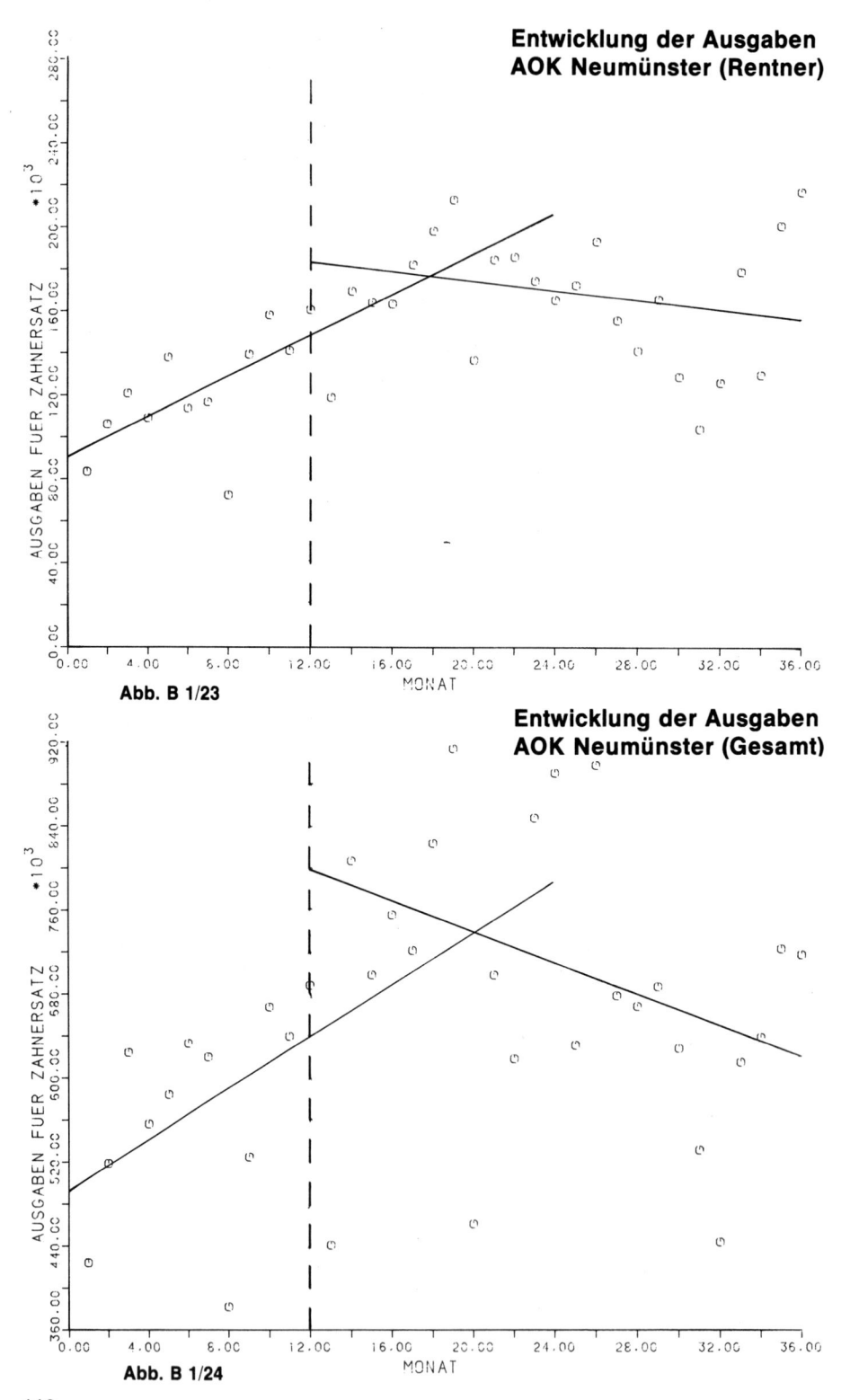

Abb. B 1/23 Entwicklung der Ausgaben AOK Neumünster (Rentner)

Abb. B 1/24 Entwicklung der Ausgaben AOK Neumünster (Gesamt)

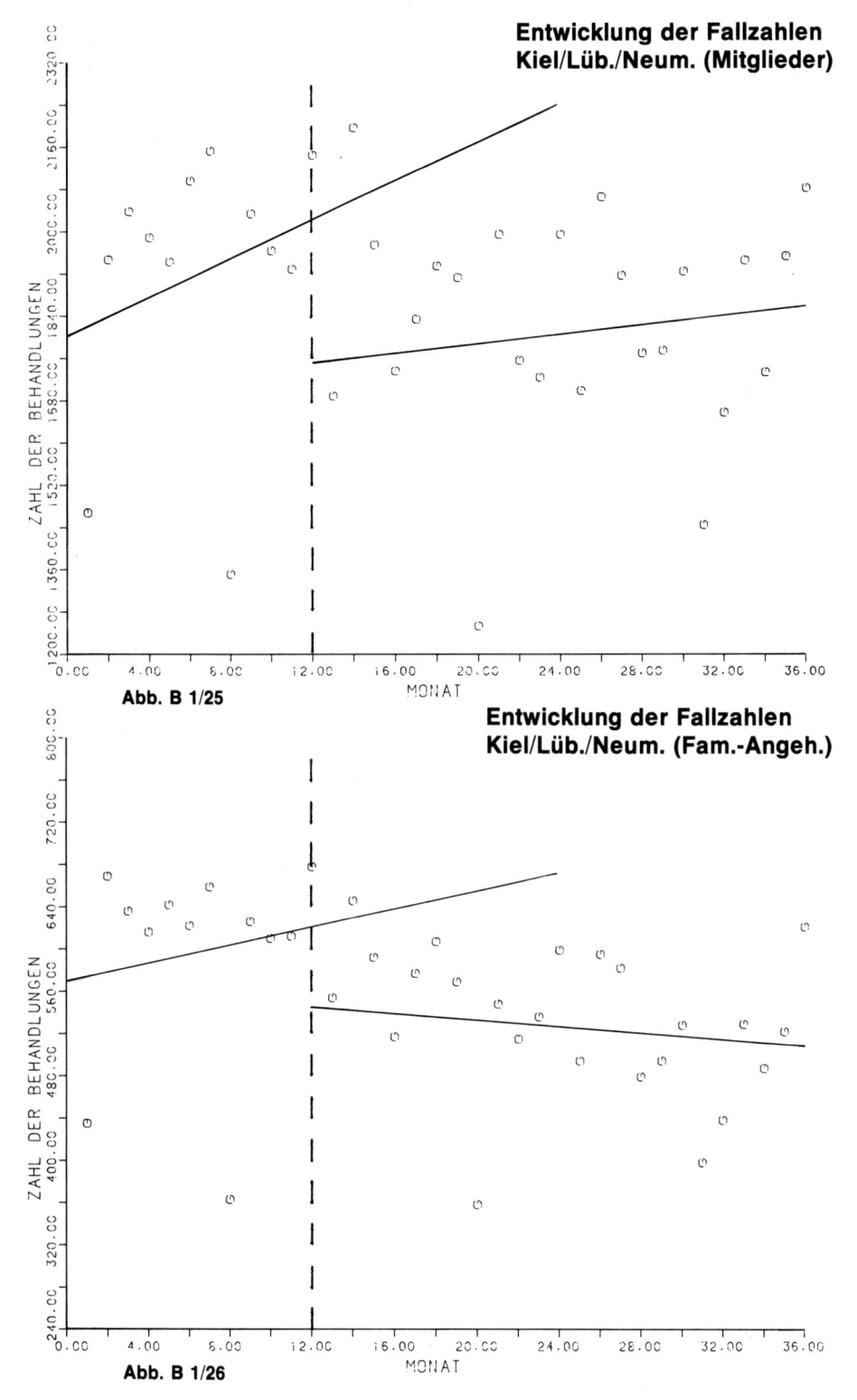

Entwicklung der Fallzahlen Kiel/Lüb./Neum. (Mitglieder)

Abb. B 1/25

Entwicklung der Fallzahlen Kiel/Lüb./Neum. (Fam.-Angeh.)

Abb. B 1/26

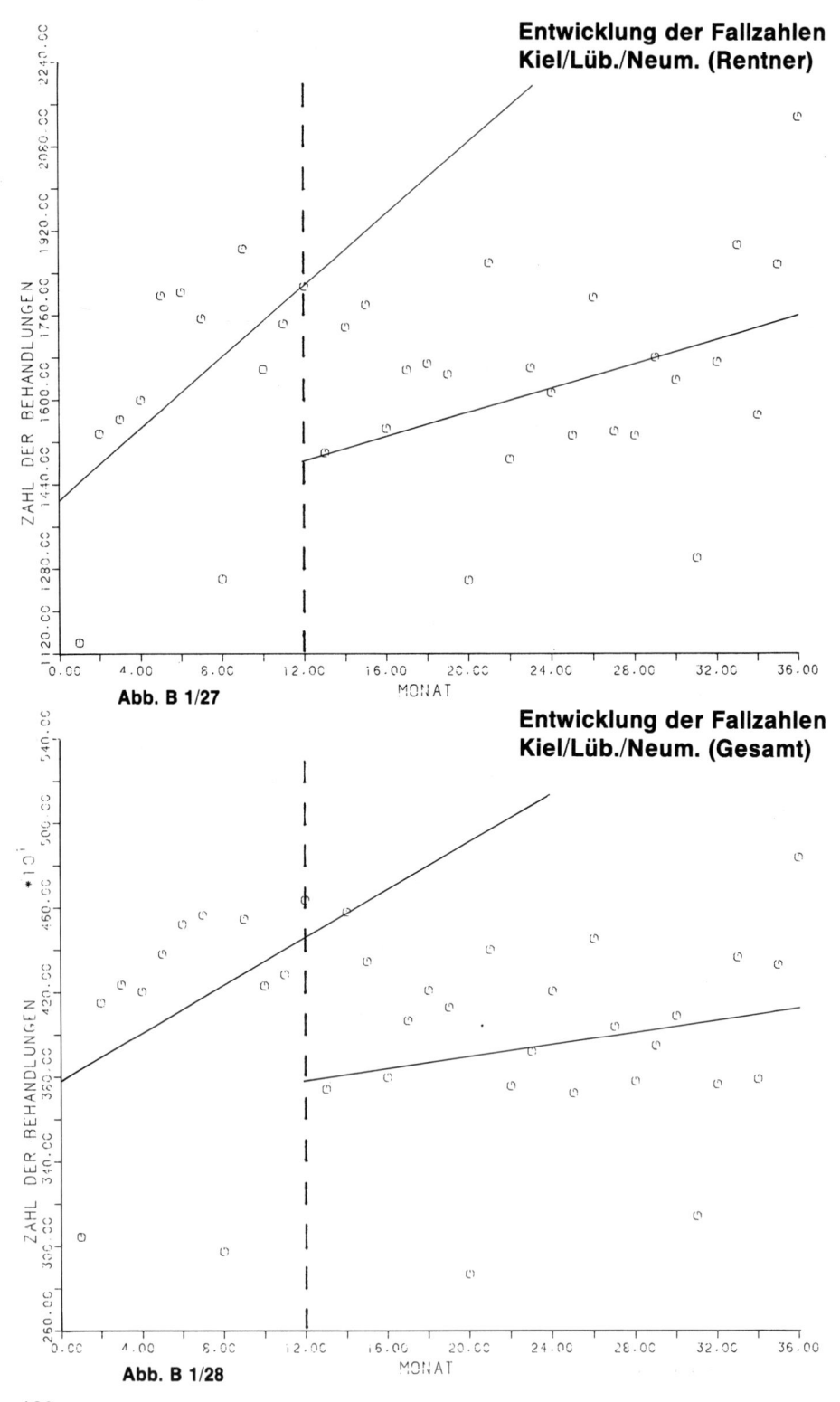

Entwicklung der Fallzahlen Kiel/Lüb./Neum. (Rentner)

Abb. B 1/27

Entwicklung der Fallzahlen Kiel/Lüb./Neum. (Gesamt)

Abb. B 1/28

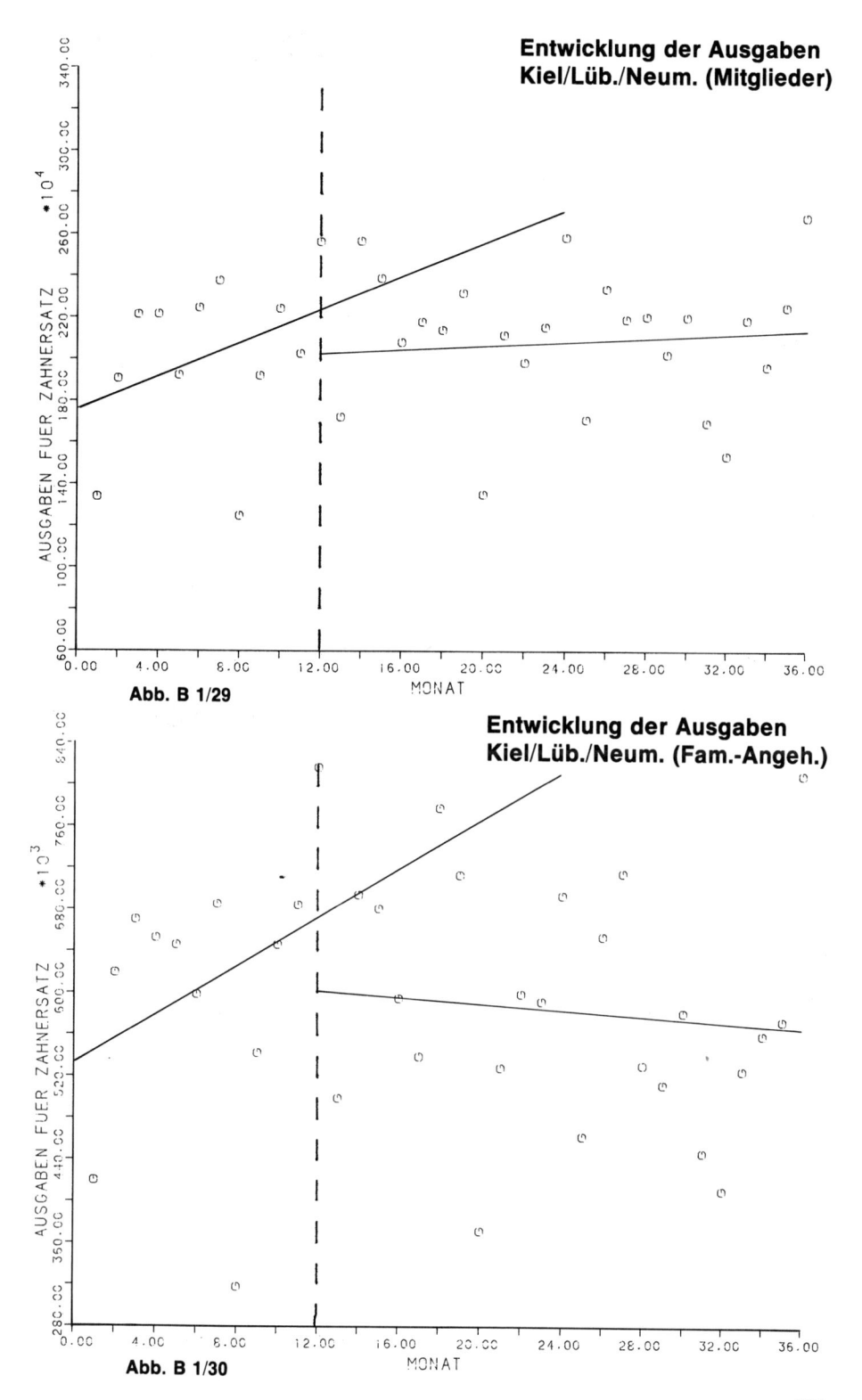

Entwicklung der Ausgaben Kiel/Lüb./Neum. (Mitglieder)

Abb. B 1/29

Entwicklung der Ausgaben Kiel/Lüb./Neum. (Fam.-Angeh.)

Abb. B 1/30

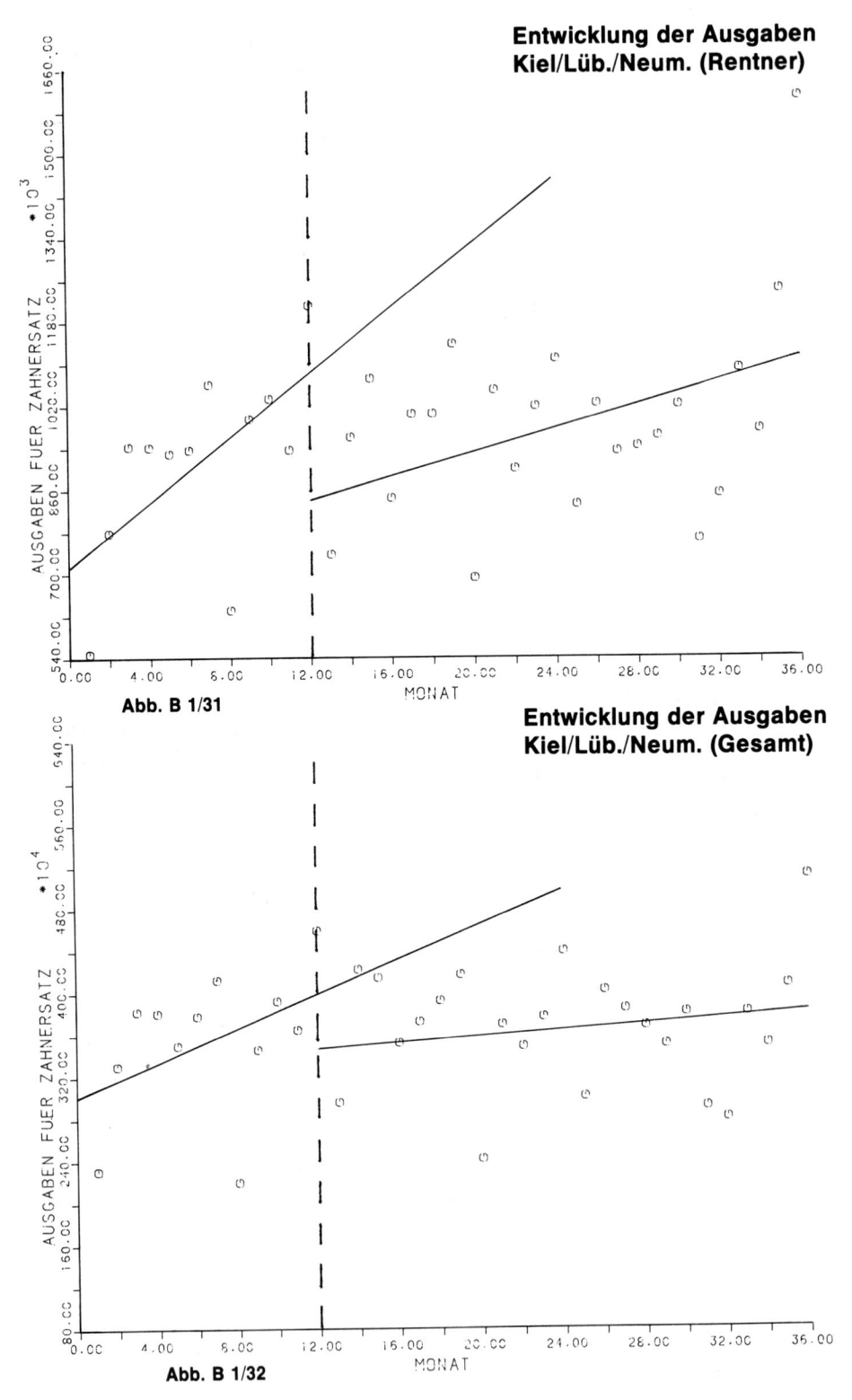

Entwicklung der Ausgaben Kiel/Lüb./Neum. (Rentner)

Abb. B 1/31

Entwicklung der Ausgaben Kiel/Lüb./Neum. (Gesamt)

Abb. B 1/32

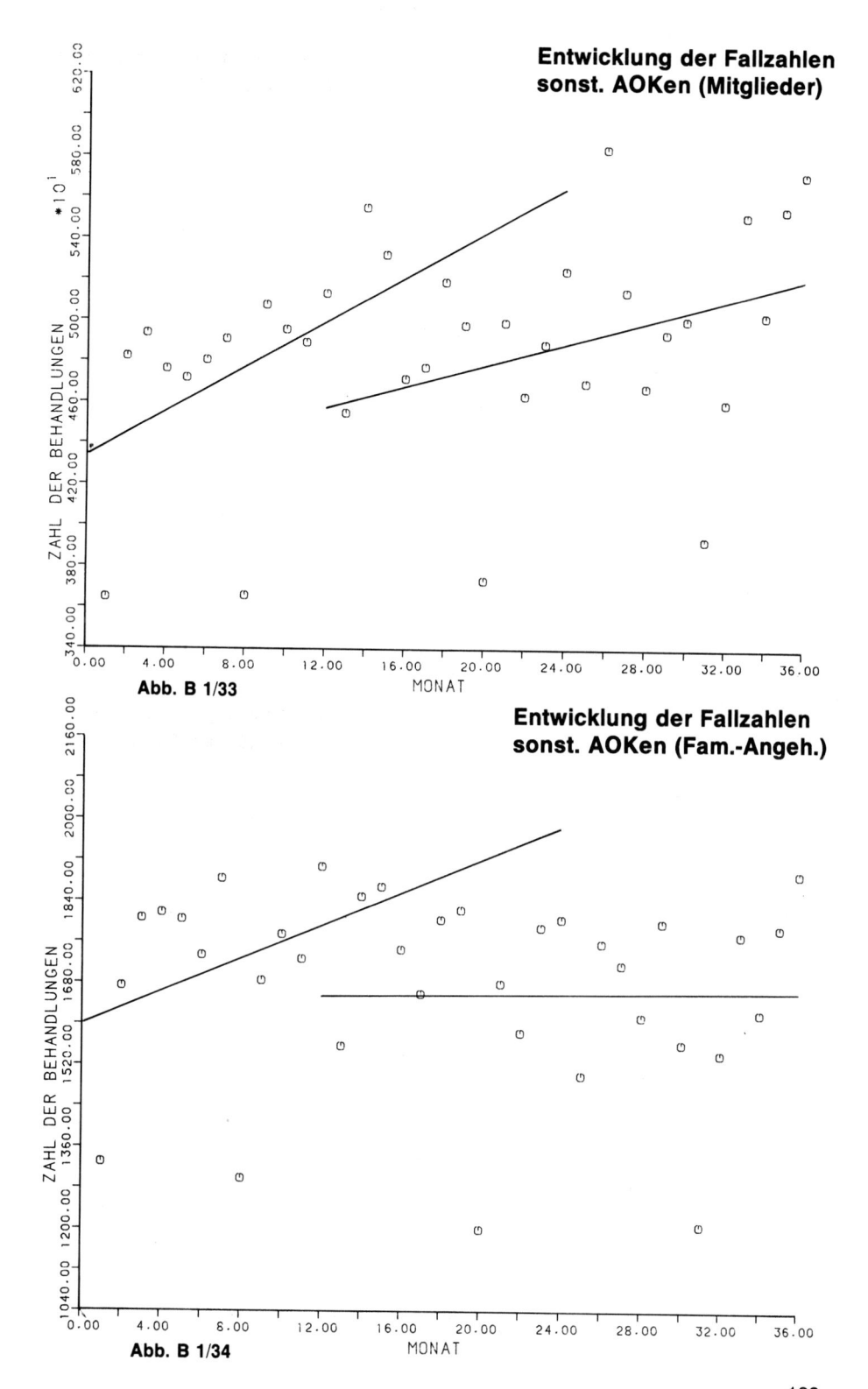

Abb. B 1/33 Entwicklung der Fallzahlen sonst. AOKen (Mitglieder)

Abb. B 1/34 Entwicklung der Fallzahlen sonst. AOKen (Fam.-Angeh.)

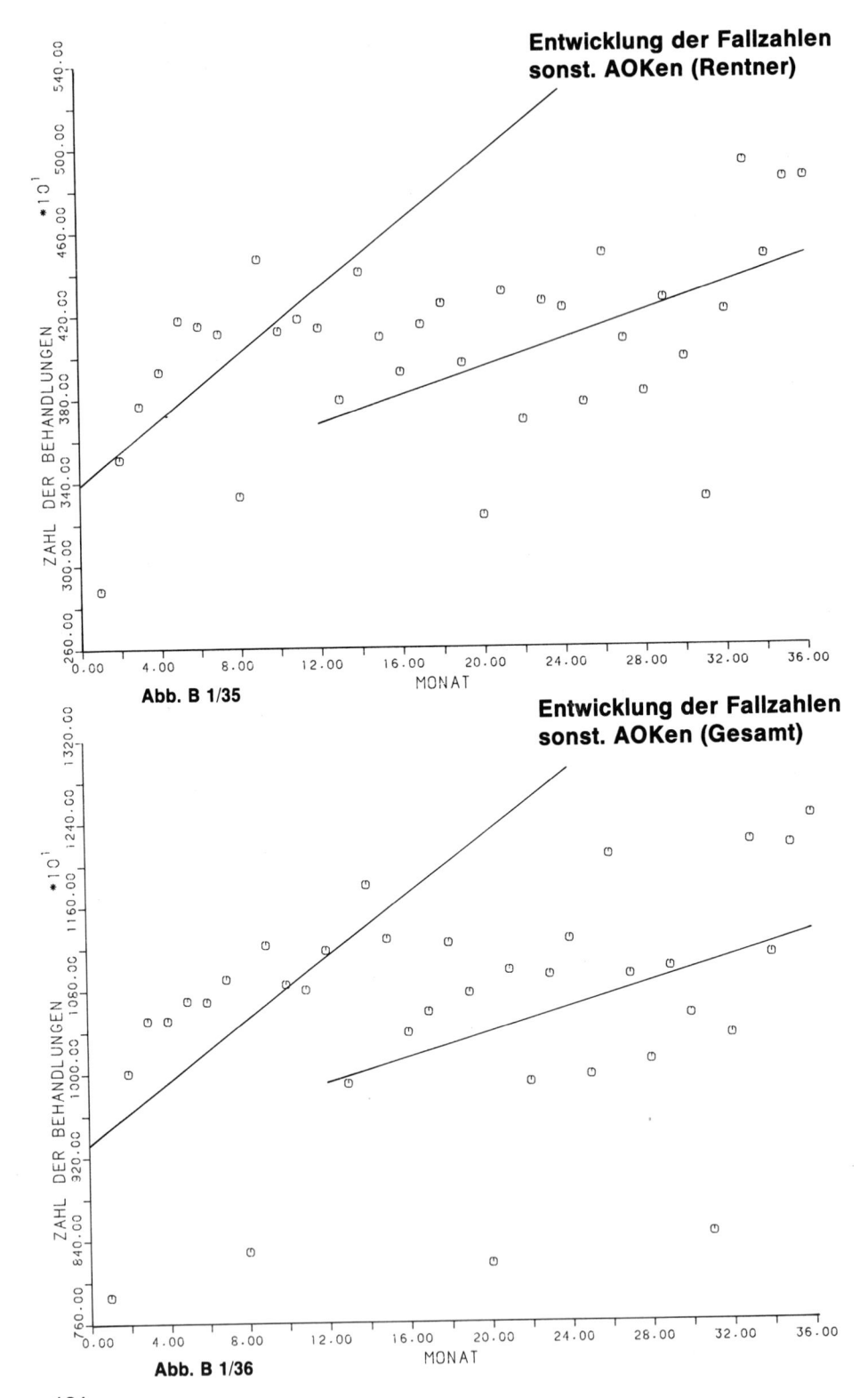

Entwicklung der Fallzahlen sonst. AOKen (Rentner)

Abb. B 1/35

Entwicklung der Fallzahlen sonst. AOKen (Gesamt)

Abb. B 1/36

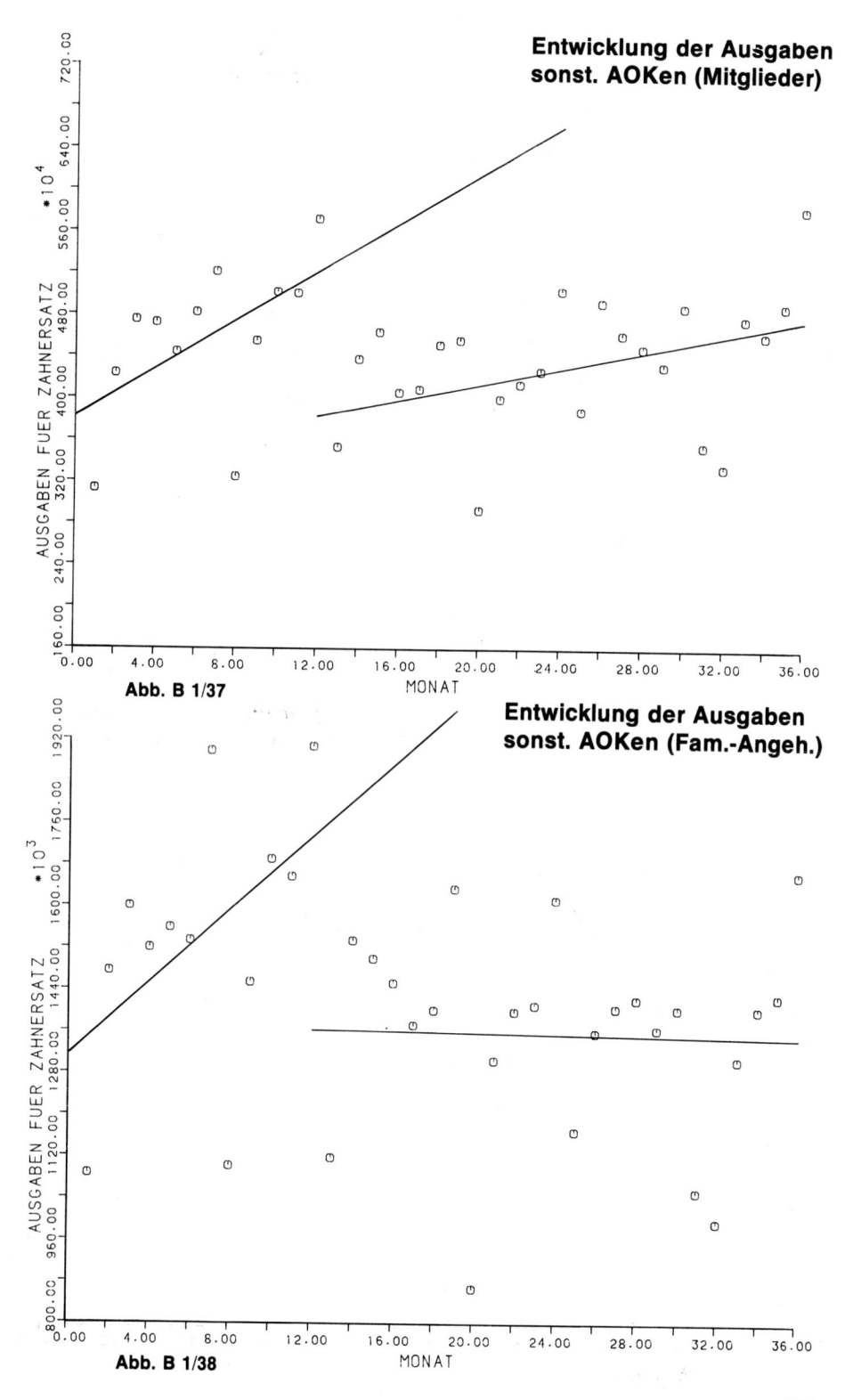

Abb. B 1/37 Entwicklung der Ausgaben sonst. AOKen (Mitglieder)

Abb. B 1/38 Entwicklung der Ausgaben sonst. AOKen (Fam.-Angeh.)

Entwicklung der Ausgaben sonst. AOKen (Rentner)

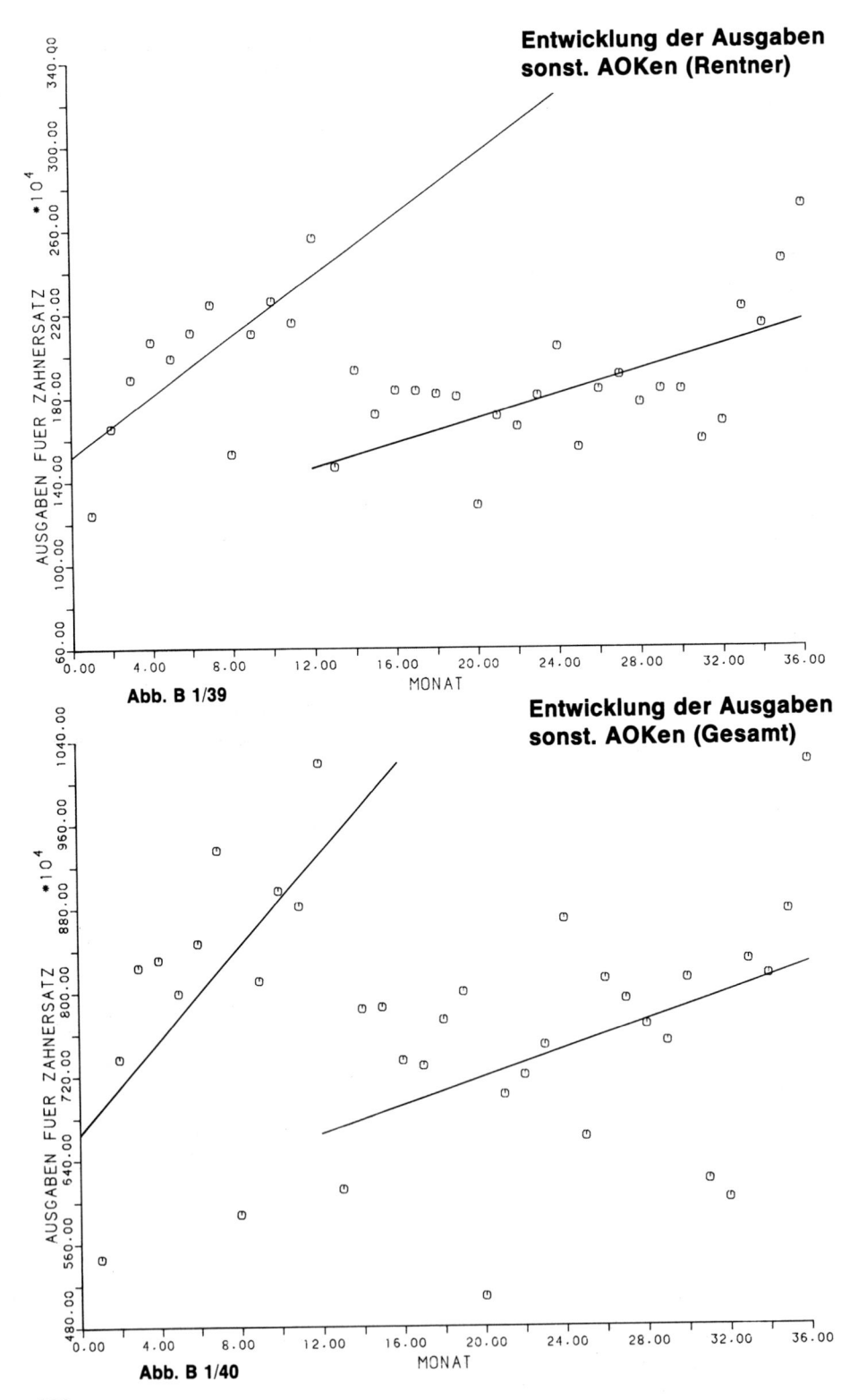

Abb. B 1/39

Entwicklung der Ausgaben sonst. AOKen (Gesamt)

Abb. B 1/40

Anlage B 2: Entwicklung der Fallzahlen und Ausgaben für Zahnersatz in Bayern

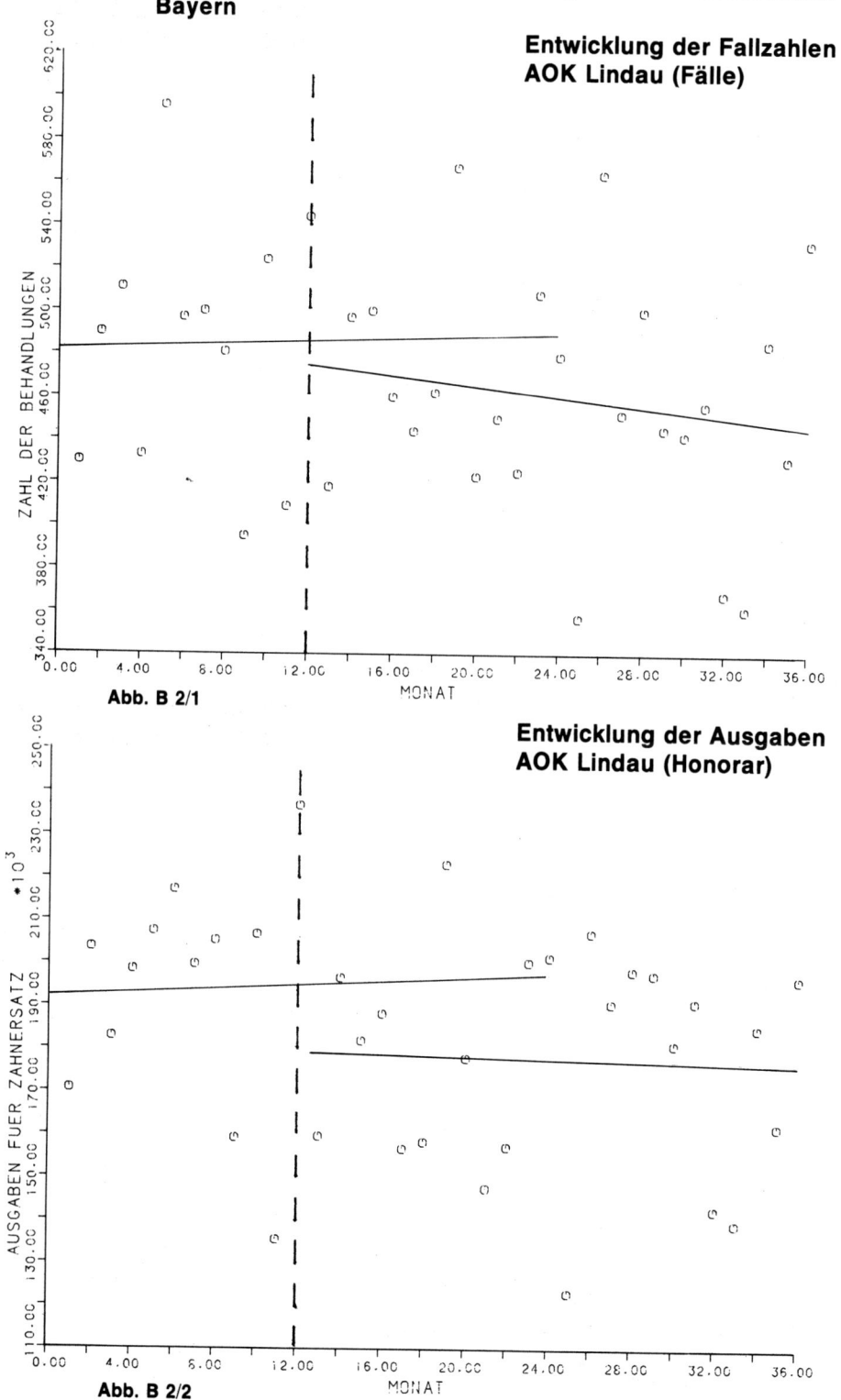

Entwicklung der Fallzahlen AOK Lindau (Fälle)

Abb. B 2/1

Entwicklung der Ausgaben AOK Lindau (Honorar)

Abb. B 2/2

Entwicklung der Ausgaben AOK Lindau (Mat. u. Lab.)

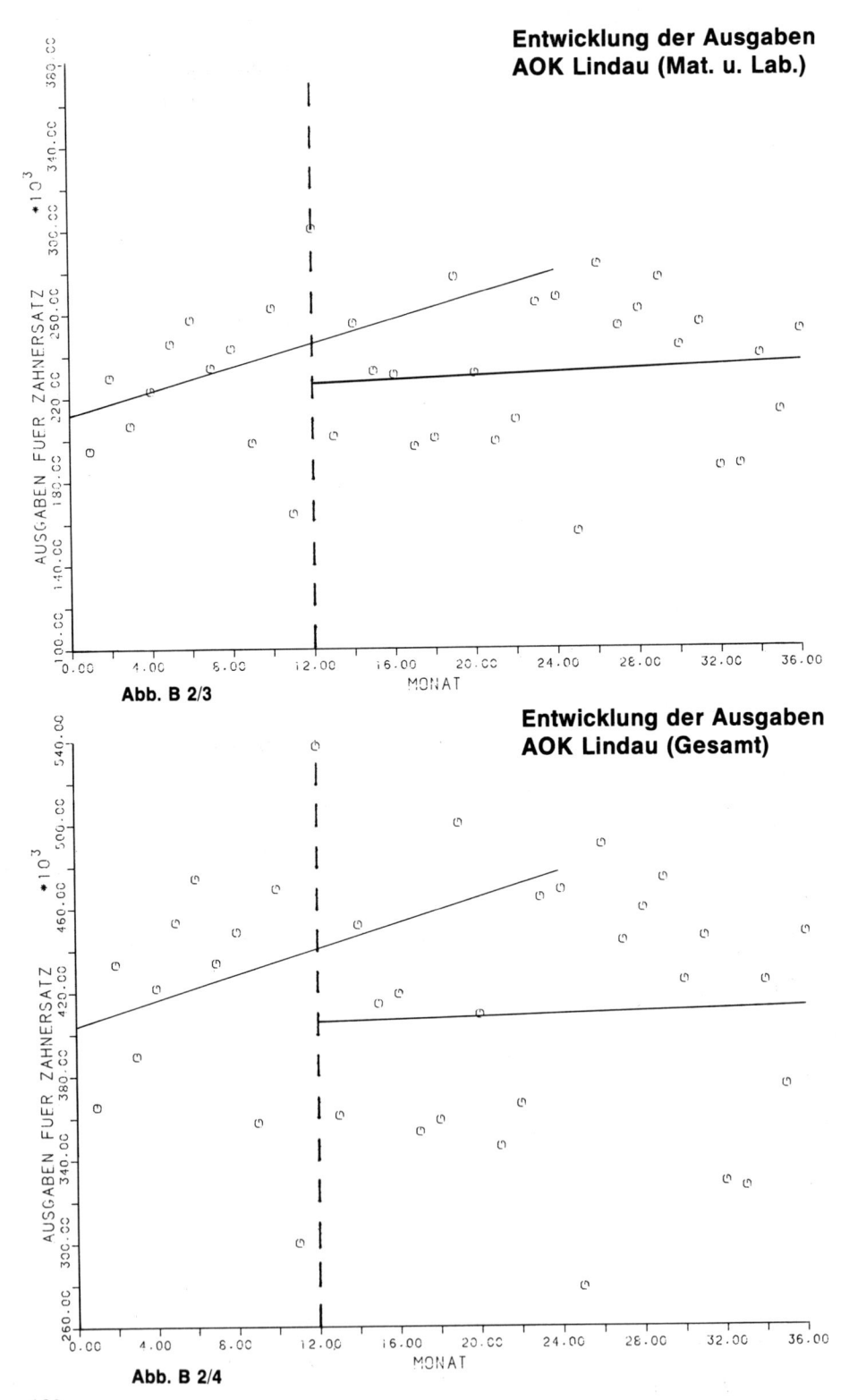

Abb. B 2/3

Entwicklung der Ausgaben AOK Lindau (Gesamt)

Abb. B 2/4

Abb. B 2/5 Entwicklung der Fallzahlen BKK ENKA (Fälle)

Abb. B 2/6 Entwicklung der Ausgaben BKK ENKA (Honorar)

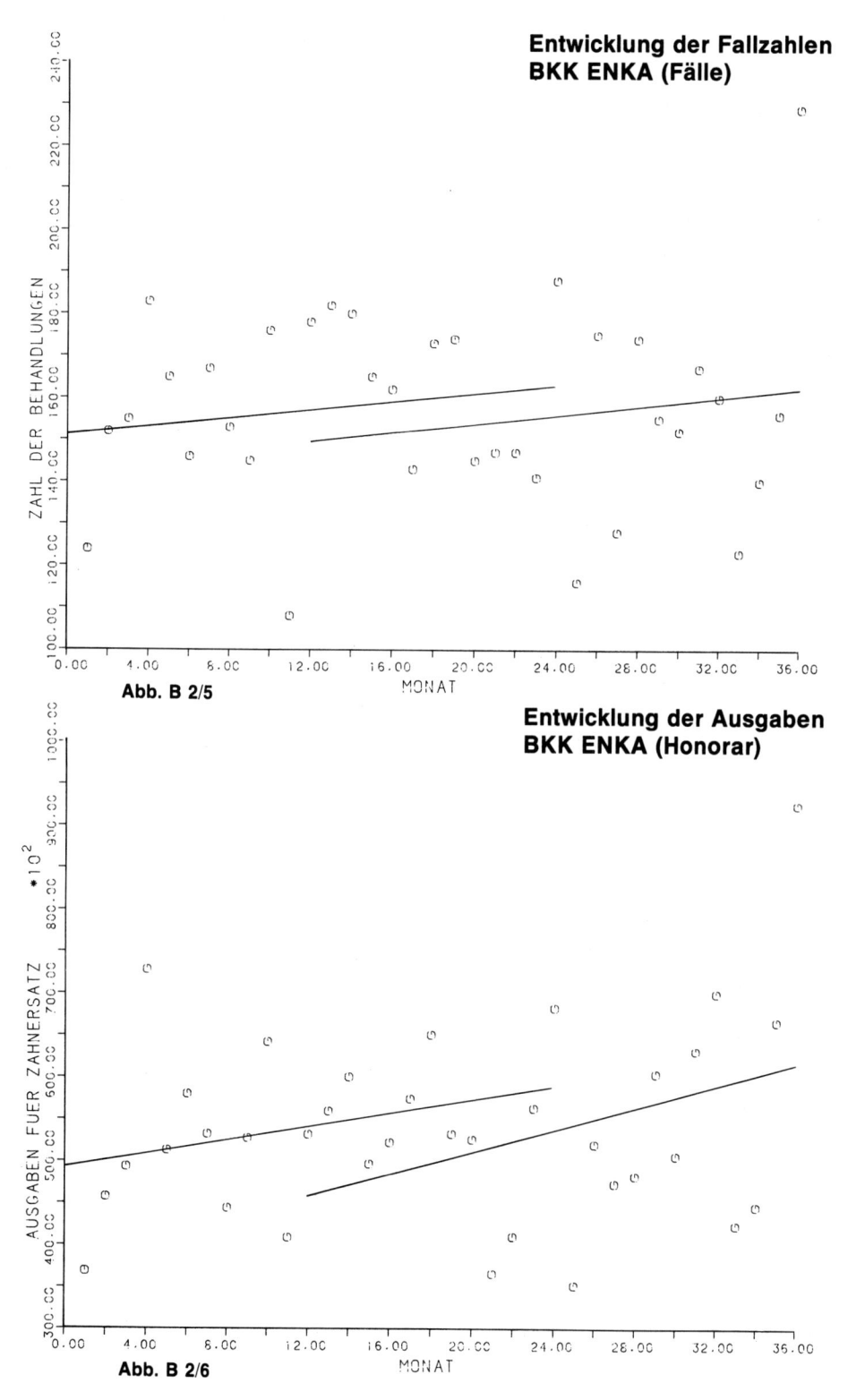

**Entwicklung der Ausgaben
BKK ENKA (Mat. v. Lab.)**

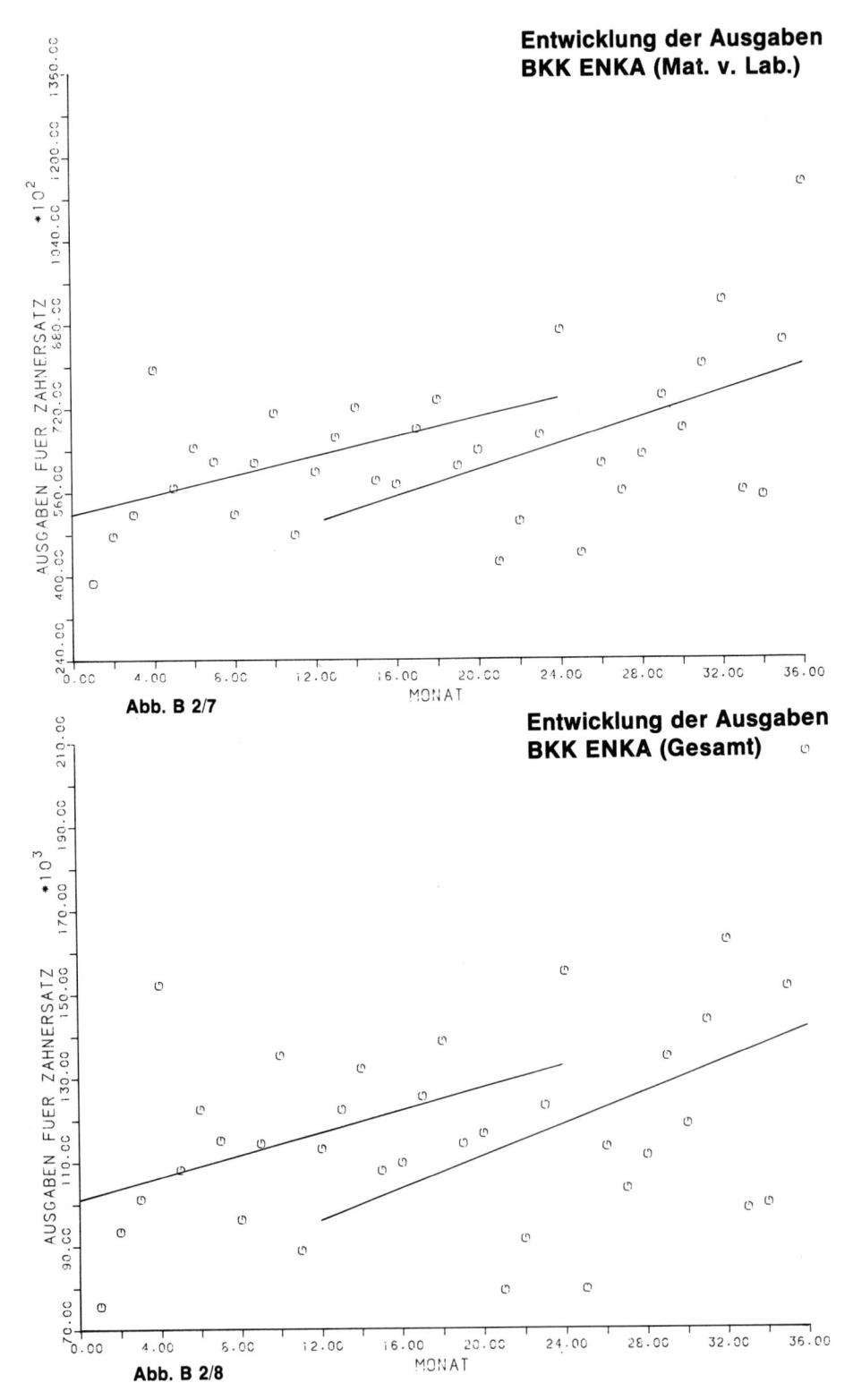

Abb. B 2/7

**Entwicklung der Ausgaben
BKK ENKA (Gesamt)**

Abb. B 2/8

Entwicklung der Ausgaben sonst. AOKen Bayerns

Abb. B 2/9

Entwicklung der Fallzahlen sonst. AOKen Bayerns

Abb. B 2/10

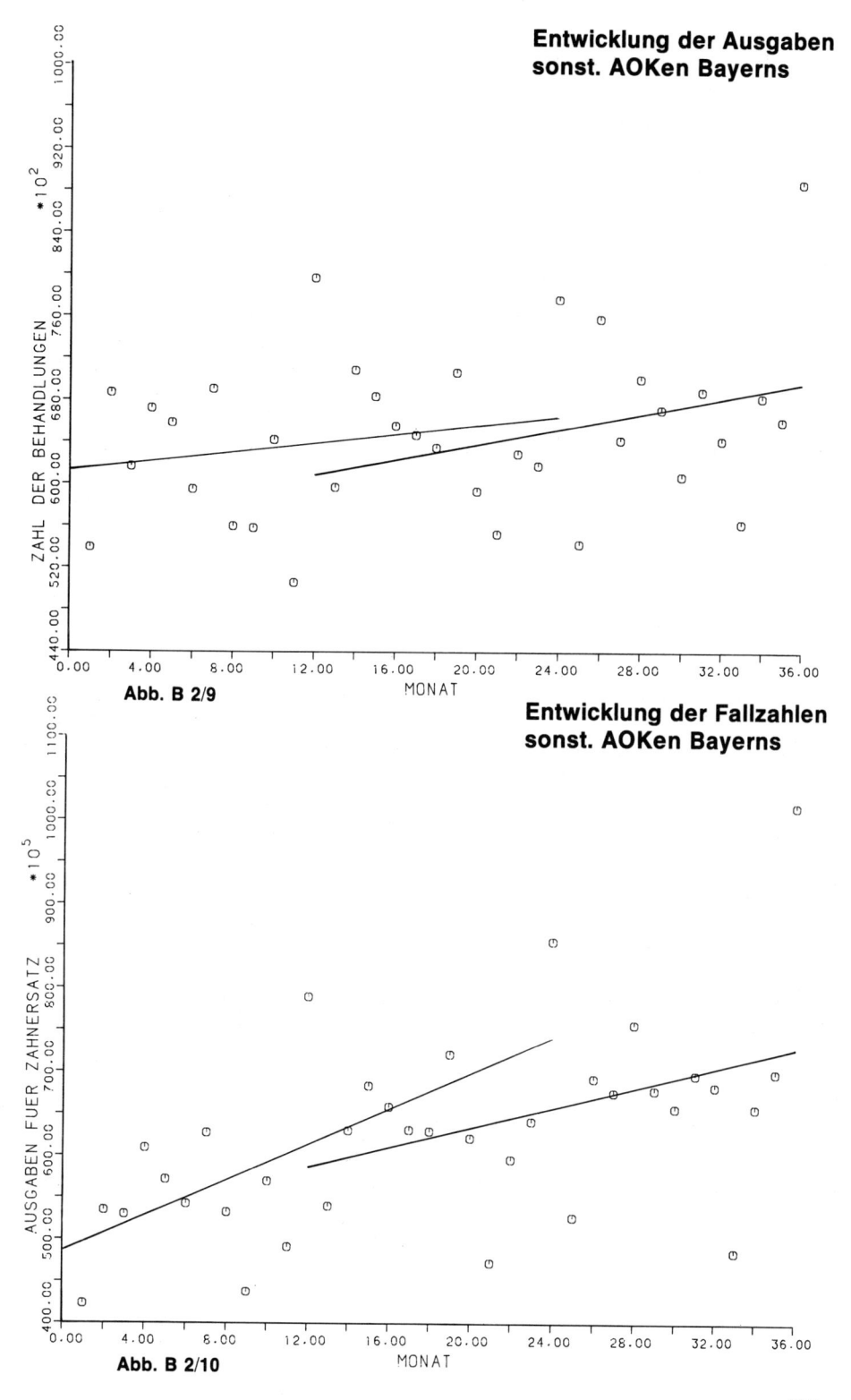

Literaturverzeichnis

1. Absolute Direktbeteiligung:

Umfangreiche Übersichten über die Literatur zur Gesundheitsökonomie werden wiedergegeben in:

Culyer, A. J./Wiseman, J./Walker, A.: An annotated bibliography of Health Economics. (English language sources), London 1977 (eine überarbeitete Ausgabe wird in Kürze erscheinen)

Herder-Dorneich, P.: Gesundheitsökonomik; Systemsteuerung im Gesundheitswesen, Stuttgart 1980

Schicke, R. K.: Ökonomie des Gesundheitswesens, Göttingen 1981

Im Text zitierte Quellen:

Acton, J. P.: „Nonmonetary factors in the demand for medical services", in: Journal of political Economy 83, 1975, S. 595–614

Bohn, K.: Die Mathematik der deutschen privaten Krankenversicherung, Karlsruhe 1980

Brenner, G./Boese, J.: Materialsammlung zur Inanspruchnahme niedergelassener Ärzte in Lindau, Köln 1980

Hauser, S.: Daten, Datenanalyse und Datenbeschaffung in den Wirtschaftswissenschaften, Hain 1979

Häussler, S.: Gesundheitspolitik – Reform, Zwang oder Einsicht? Köln 1976

Internationale Gesellschaft für Gesundheitsökonomie (Hrsg.): Selbstbeteiligung im Gesundheitswesen, Mainz 1980

Knappe, E./Roppel, U.: Zur Stärkung marktwirtschaftlicher Steuerungselemente im Gesundheitssystem; Probleme und Ansatzpunkte, in: Beiträge zur Wirtschafts- und Sozialpolitik, Köln 1982

Krämer, W.: Eine ökonometrische Untersuchung des Marktes für ambulante kassenärztliche Leistungen, in: Zeitschrift für die gesamte Staatswissenschaft, Bd. 137 (1981), S. 45–61

Münnich, F. E.: Zur Selbstbeteiligung in der Krankenversicherung, in: Pharmazeutische Zeitung, 125. Jahrg. Nr. 24, Juni 1980, S. 1143–1152

Newhouse, J. P.: The economics of medical care: a policy perspective, Philippines 1978

Newhouse, J. P./Phelps, C. E./Schwartz, W. B.: Policy options and the impact of national health insurance, Santa Monica, CA, Juni 1974

Pfaff, M. u. a.: Wahltarife in der Krankenversicherung, Leitershofen 1980

Reim, O.: Die Wirkung absoluter Selbstbeteiligungen auf die Nachfrage nach Gesundheitsleistungen, Diskussionspapier, Universität Freiburg, Freiburg 1981

Schaper, K.: Kollektivgutprobleme einer bedarfsgerechten Inanspruchnahme medizinischer Leistungen, Frankfurt 1978

Schmid, H.: Effektivität der Selbstbeteiligung in der Schweiz, Referat anl. des VI. Presseseminars des FVDZ, 30./31. 1. 1981, Berlin

Schmidt, R. F.: „Does a deductable curb Moral Hazard?", in: The Journal of Risk and Insurance XXVIII, 1961, S. 89–92

Schneider, H.: Approximation von empirischen (gruppierten) Häufigkeitsverteilungen durch Pearson-Funktionen anhand einer modifizierten, mehrstufigen Momentenmethode, Saarbrücken 1977

Steinmüller, W.: Erfordernisse des Datenschutzes bei der wissenschaftlichen Auswertung von Informationen der gesetzlichen Krankenversicherung, Wissenschaftliches Institut der Ortskrankenkassen (Hrsg.), Bonn, 1979

Verband der privaten Krankenversicherung: Die private Krankenversicherung – Zahlenbericht, Köln, verschiedene Jahrgänge

2. Prozentuale Direktbeteiligung:

Bulk, W.: Zahnersatz – Wunsch und Wirklichkeit, in: Die Ortskrankenkasse 20, Bonn 1982, S. 758–760

–: Zahnheilkunde im Sozialstaat, in: Die Ortskrankenkasse 17, 63. Jg., Bonn 1981, S. 657–670

Freier Verband Deutscher Zahnärzte: „13 Thesen", in: Niedersächsisches Zahnärzteblatt, Heft 2, 1980, S. 62–65

Geck, H.-M./Petry, G.: Marktstrukturen und Preisbildung bei zahntechnischen Leistungen im System der gesetzlichen Krankenversicherung, Gutachten im Auftrag des Bundesministers für Arbeit und Sozialordnung, Tübingen 1981

–: Zahnersatz: Kostendämpfung durch mehr Marktwirtschaft, in: Die Ortskrankenkasse 20, Bonn 1981, S. 817–823

Meier, H.: Zahnersatz, in: Die Ortskrankenkasse 20, Bonn 1982, S. 756–758

Pohl, H.: Die Rechtsstellung des Zahnersatzes nach dem Kostendämpfungs-Ergänzungsgesetz, in: Zahnärztliche Mitteilungen, 72/1982, Heft 5, S. 468–484

Tiemann, B.: Kostendämpfung im Gesundheitswesen als Verfassungsproblem – Die Neuregelung von Zahnersatz und zahntechnischen Leistungen im KVEG in verfassungsrechtlicher Sicht, in: Die Sozialgerichtsbarkeit, Heft 7/8, 1982, S. 275–284

– / *Herber, R.:* System der zahnärztlichen Versorgung in der Bundesrepublik Deutschland, Köln 1980

o. V.: Kassenarztrecht: Vorschläge zur Kostensteuerung durch das Bundesministerium für Arbeit und Soziales, in: Zahnärzteblatt Baden-Württemberg, Heft 12, 1980, S. 303

o. V.: Zahnersatz, in: Arbeit und Sozialpolitik, 15. Sept. 1981, S. 11